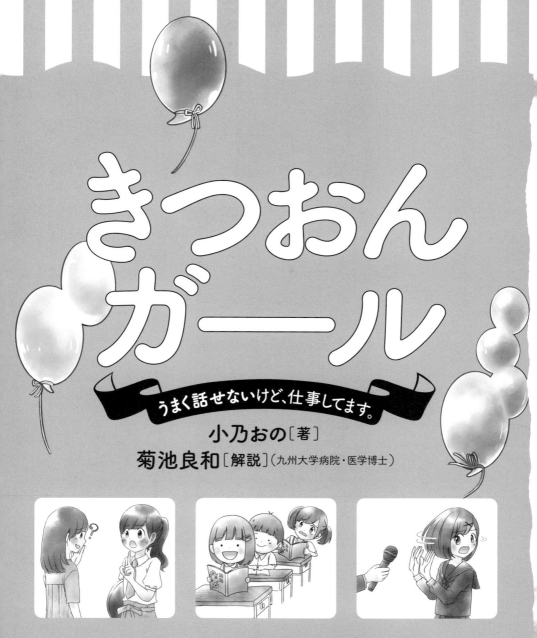

きつおんガール

うまく話せないけど、仕事してます。

小乃おの［著］
菊池良和［解説］（九州大学病院・医学博士）

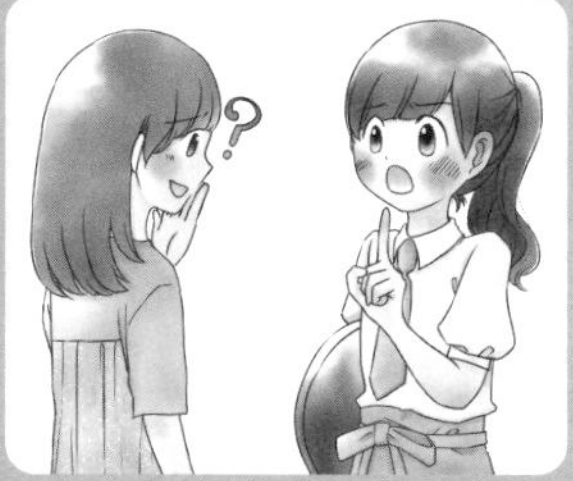

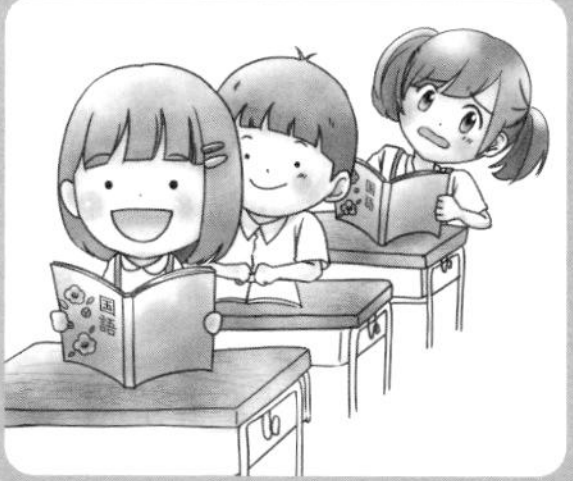

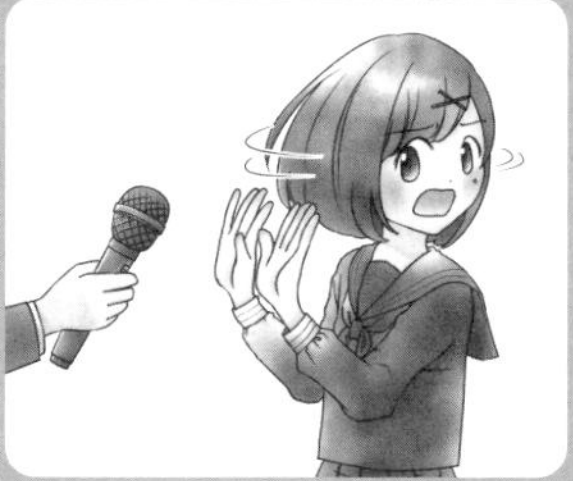

合同出版

はじめに

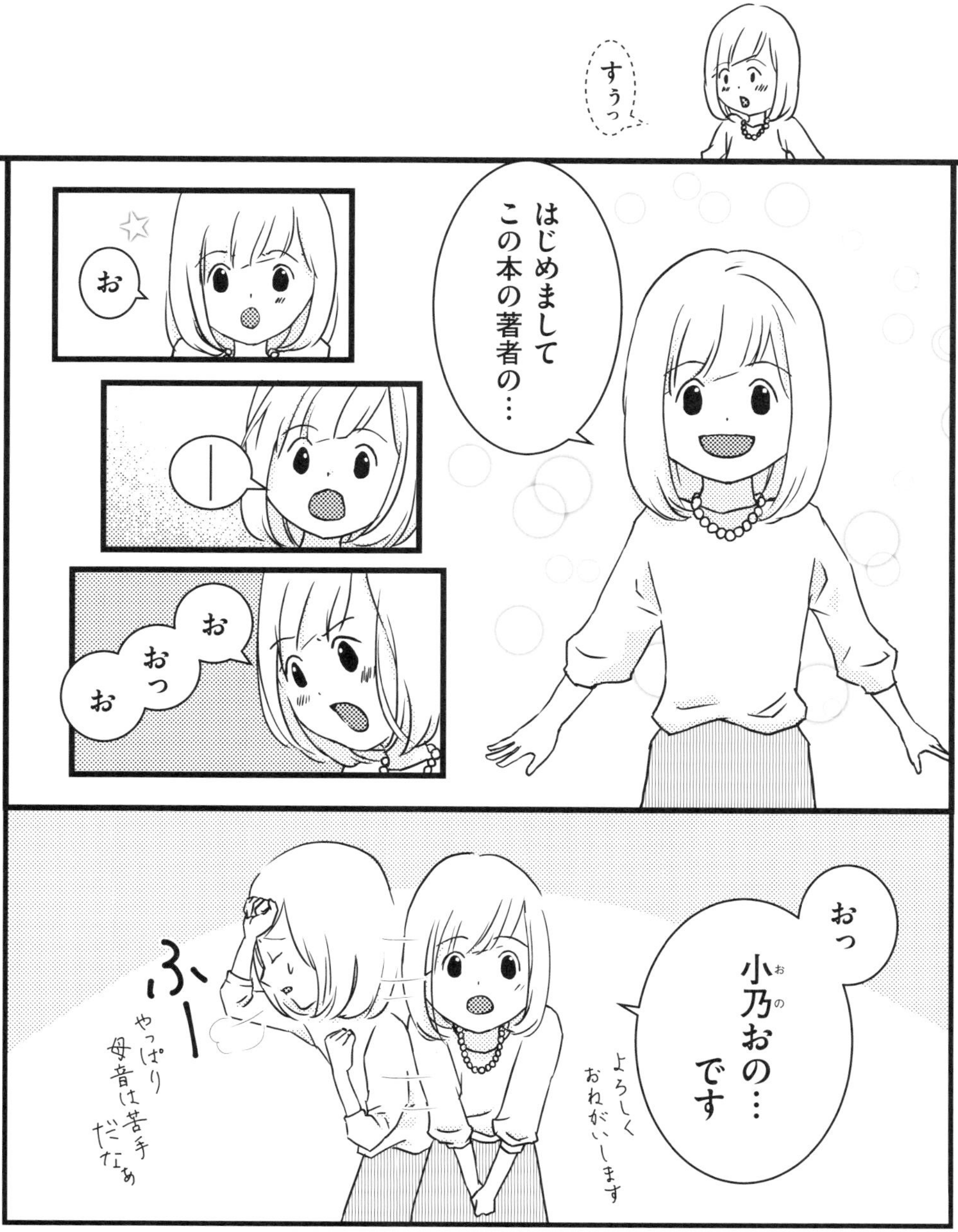
すうっ
はじめまして
この本の著者の…
お
ー
お
おっ
お
おっ
小《お》乃《の》おの…
です
よろしく
おねがいします
ふー
やっぱり
母音は苦手
だなぁ

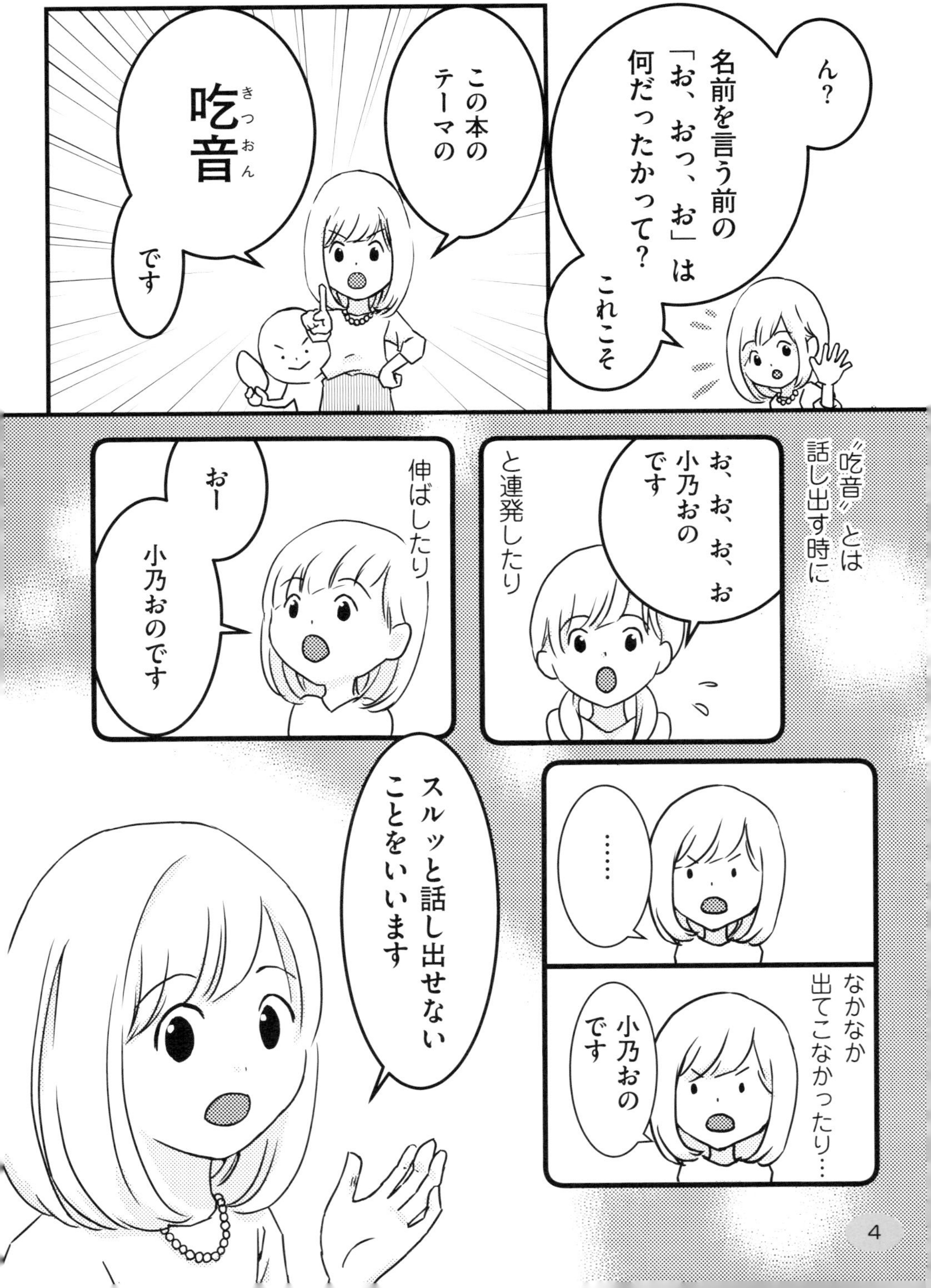
ん？
名前を言う前の「お、おっ、お」は何だったかって？
これこそ
この本のテーマの
吃《きつ》音《おん》
です
〝吃音〟とは話し出す時に
お、お、お、お小乃おのです
と連発したり
伸ばしたり
おー小乃おのです
……
なかなか出てこなかったり…
小乃おのです
スルッと話し出せないことをいいます

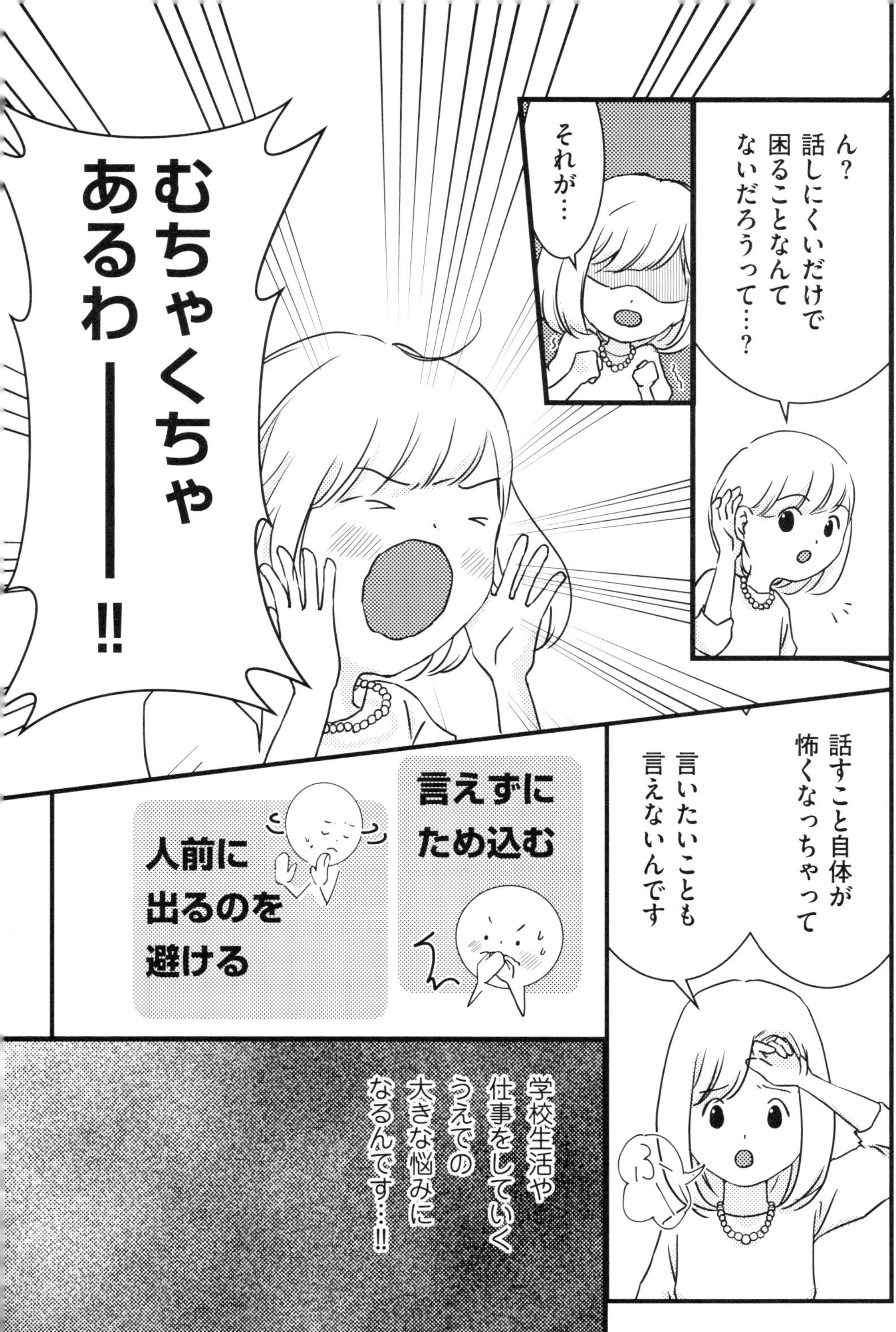
ん？
話しにくいだけで
困ることなんて
ないだろうって…？
それが…
むちゃくちゃあるわ――――!!
話すこと自体が怖くなっちゃって
言いたいことも言えないんです
言えずにため込む
人前に出るのを避ける
学校生活や仕事をしていくうえでの大きな悩みになるんです…!!

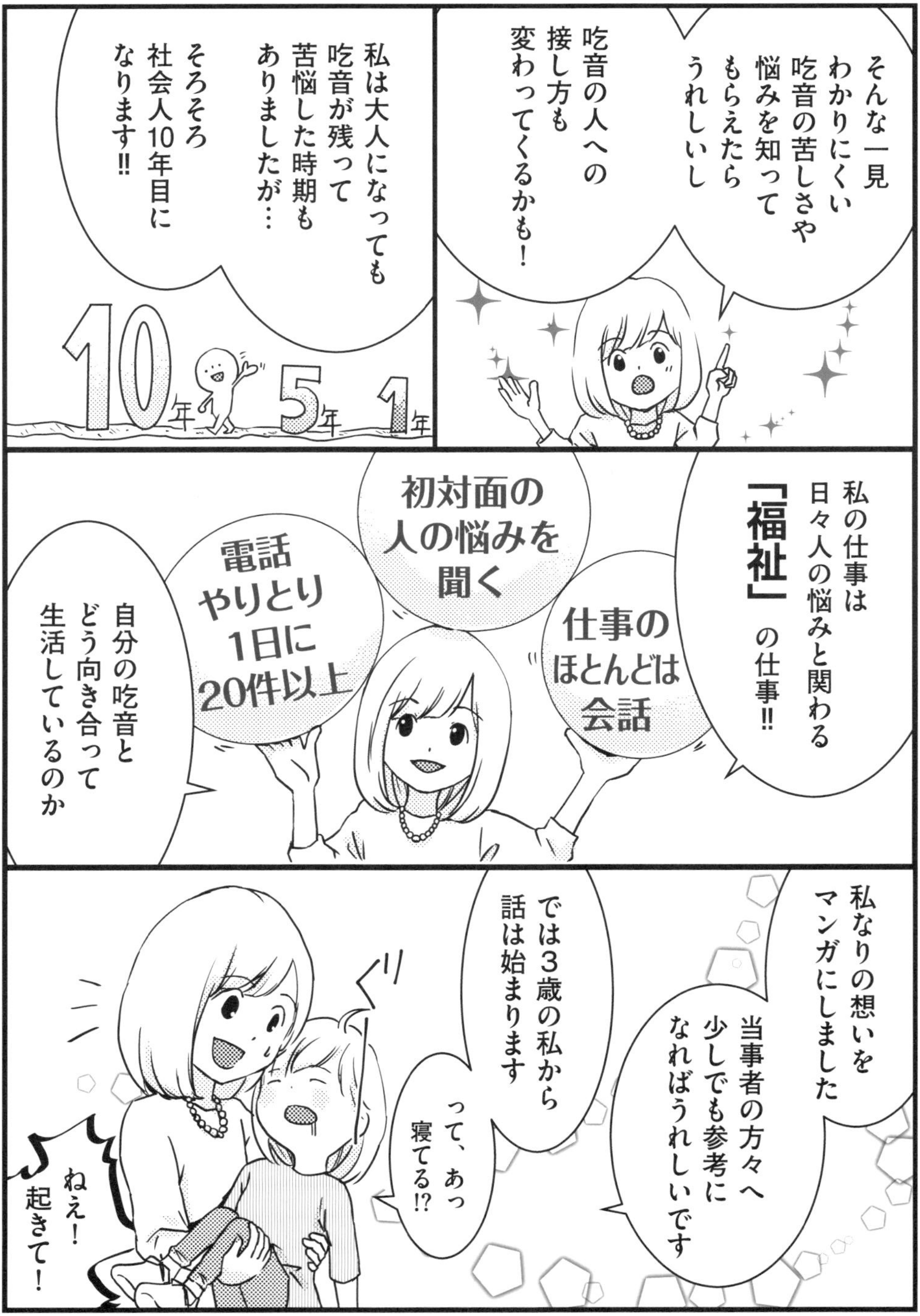
そんな一見
わかりにくい
吃音の苦しさや
悩みを知って
もらえたら
うれしいし
吃音の人への
接し方も
変わってくるかも！
私は大人になっても
吃音が残って
苦悩した時期も
ありましたが…
そろそろ
社会人10年目に
なります‼
10年
5年
1年
私の仕事は
日々人の悩みと関わる
「福祉」の仕事‼
仕事の
ほとんどは
会話
初対面の
人の悩みを
聞く
電話
やりとり
1日に
20件以上
自分の吃音と
どう向き合って
生活しているのか
私なりの想いを
マンガにしました
当事者の方々へ
少しでも参考に
なればうれしいです
では3歳の私から
話は始まります
って、あっ
寝てる!?
グリ
ねえ！
起きて！

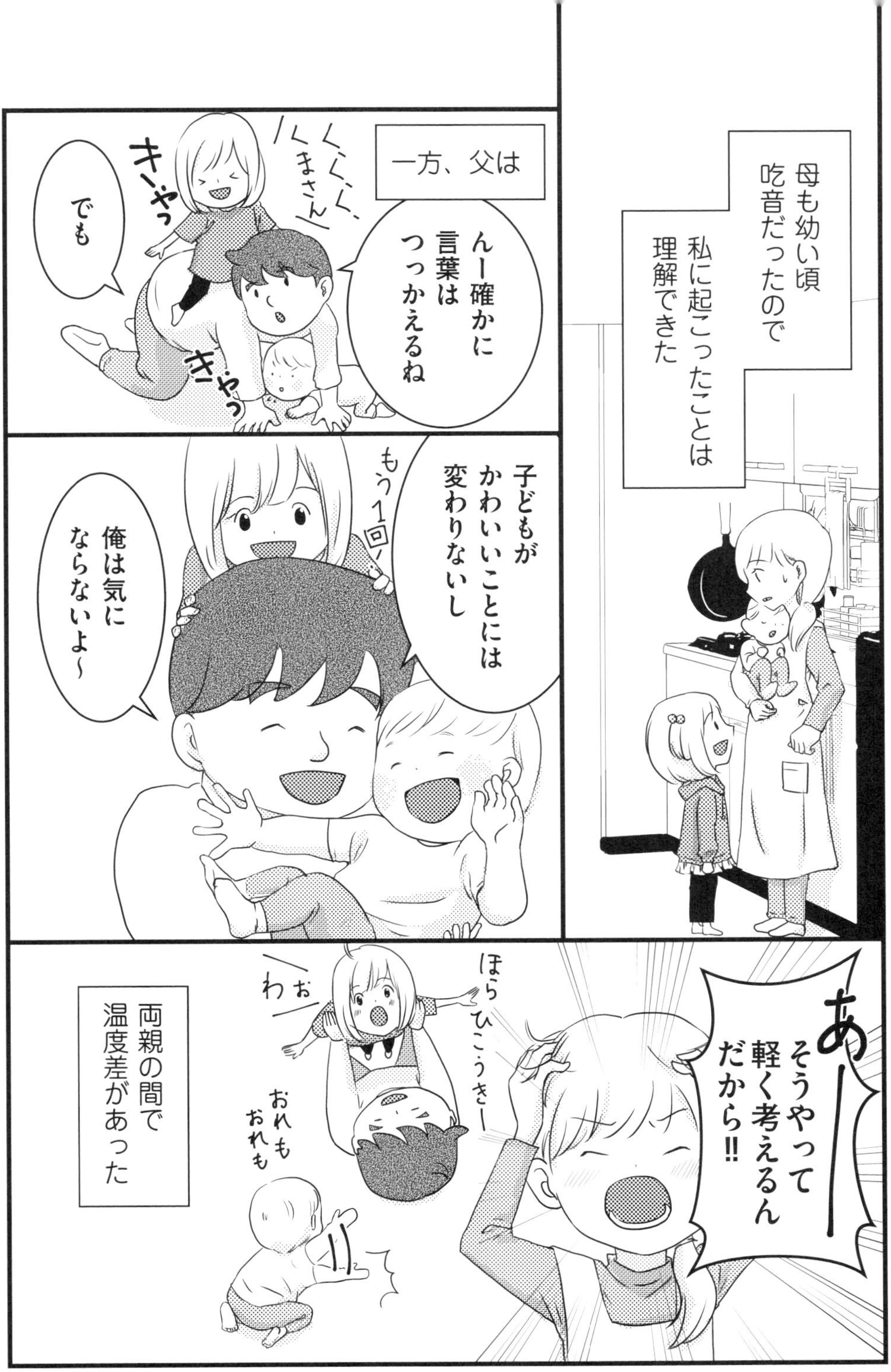
母も幼い頃
吃音だったので
私に起こったことは
理解できた
一方、父は
くくくくまさん
キーやっ
きゃっ
んー確かに言葉はつっかえるね
でも
子どもがかわいいことには変わりないし
もう1回!
俺は気にならないよ～
あーー
そうやって軽く考えるんだから!!
ほらひこうきー
わぉ
両親の間で温度差があった
おれもおれも

“親の育て方”が原因？

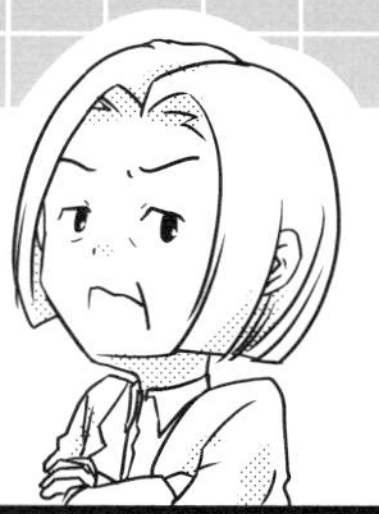

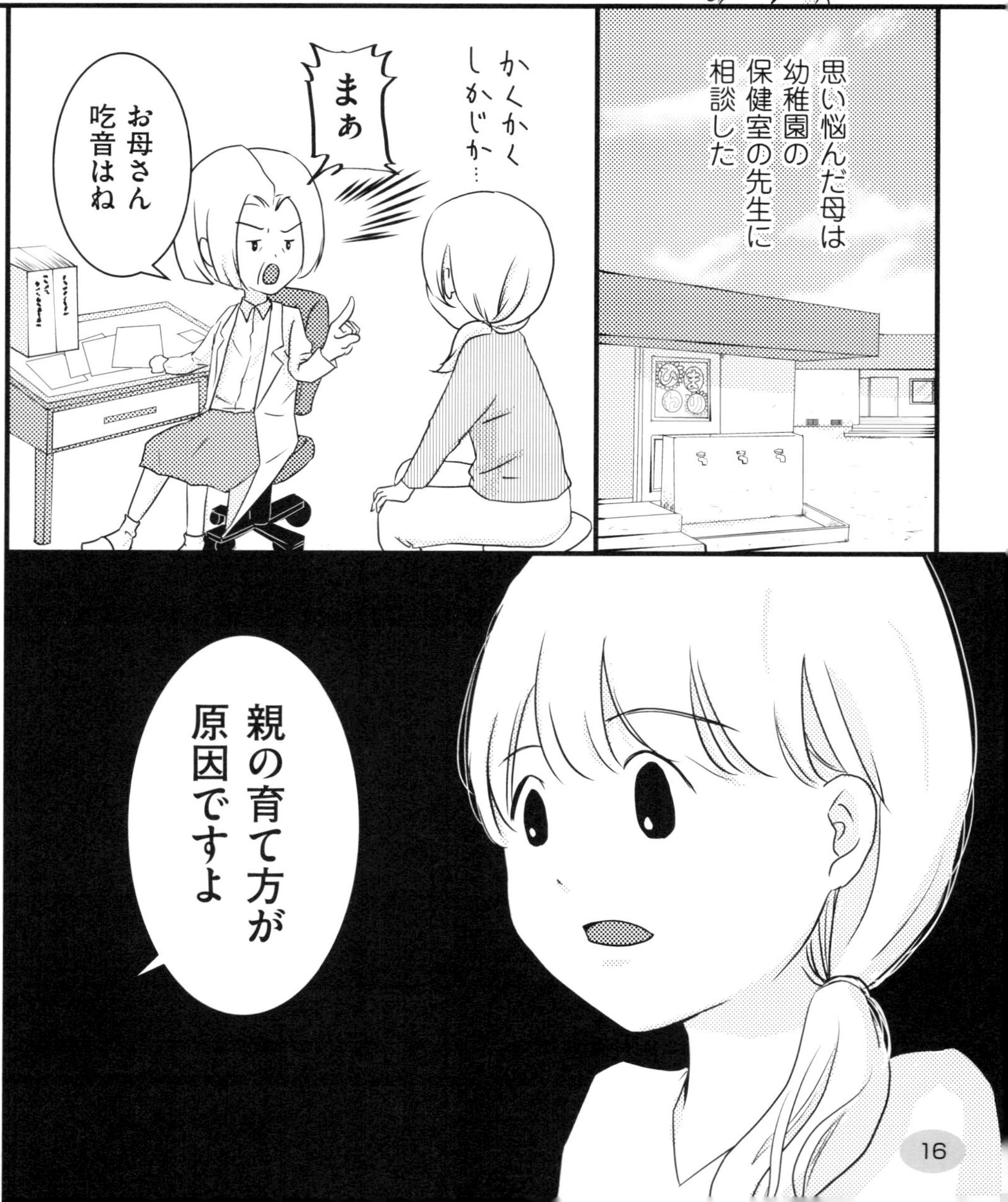

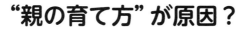

思い悩んだ母は
幼稚園の
保健室の先生に
相談した
かくかく
しかじか…
まぁ
お母さん
吃音はね
親の育て方が
原因ですよ

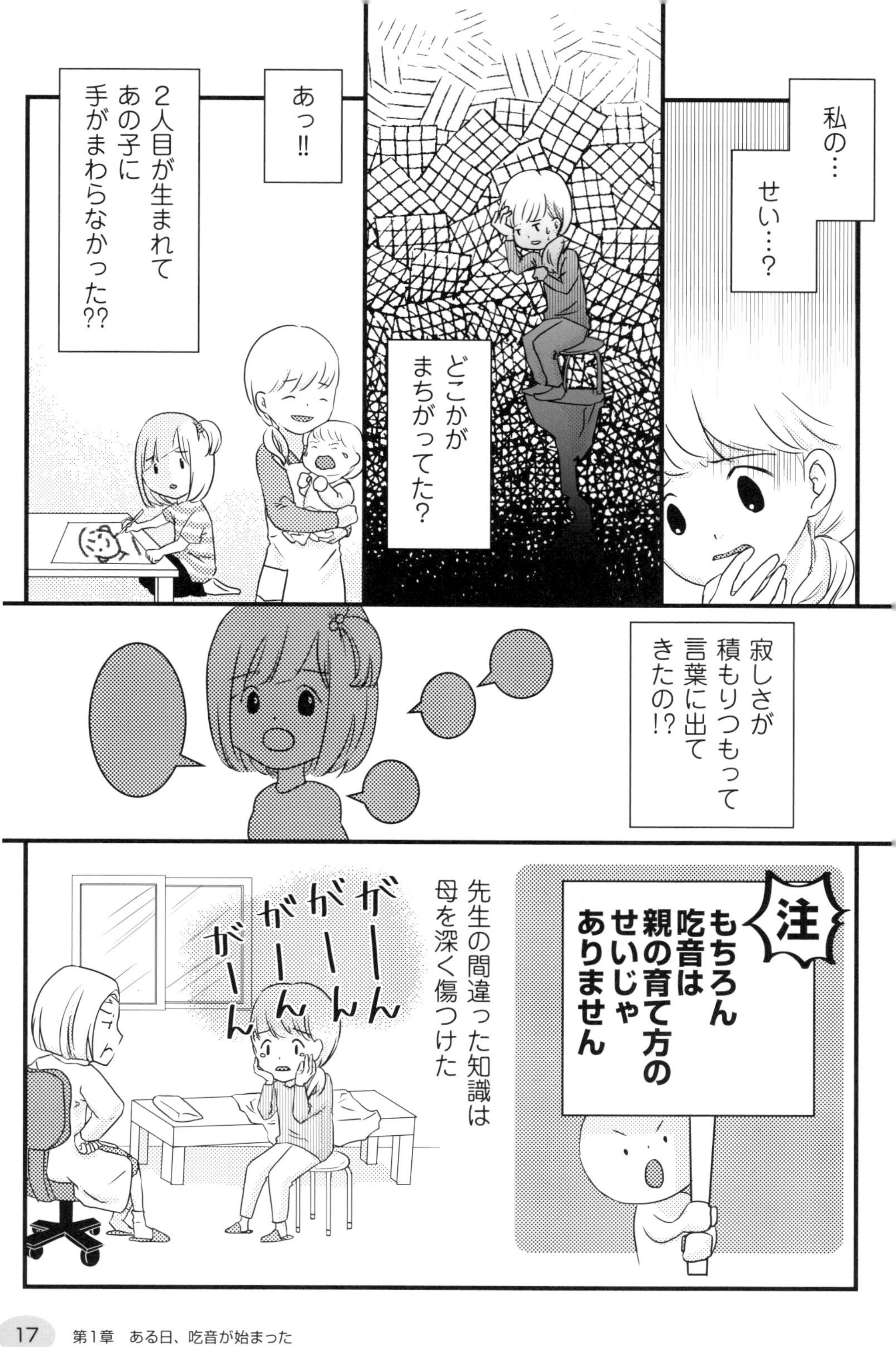
私の…
せい…?
どこかがまちがってた?
あっ!!
2人目が生まれてあの子に手がまわらなかった??
寂しさが積もりつもって言葉に出てきたの!?
注
もちろん吃音は親の育て方のせいじゃありません
がーん
がーん
がーん
先生の間違った知識は母を深く傷つけた

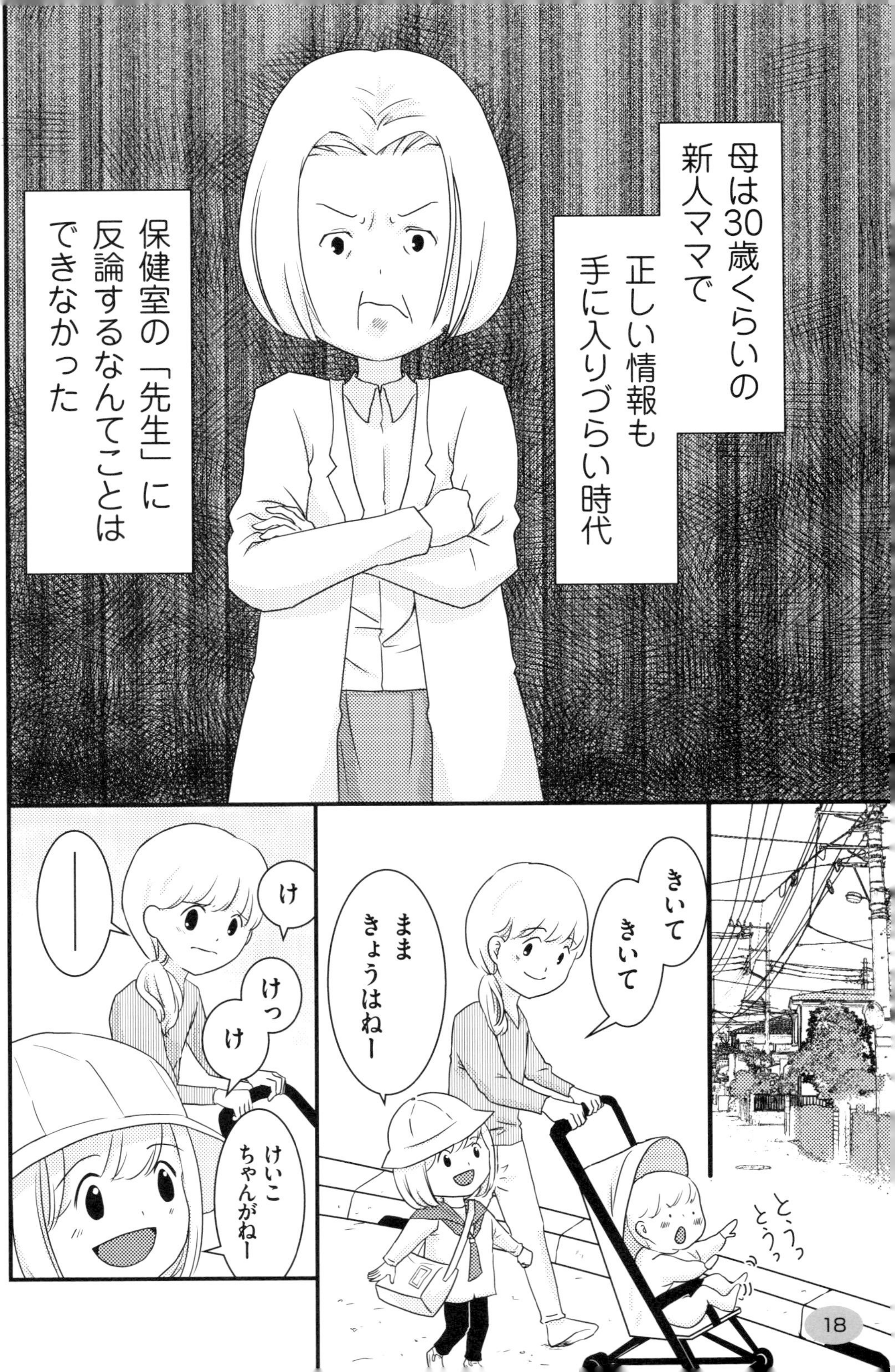
母は30歳くらいの
新人ママで
正しい情報も
手に入りづらい時代
保健室の「先生」に
反論するなんてことは
できなかった
きいて
きいて
まま
きょうはねー
とうっ
とうっ
けー
けいこ
ちゃんがねー
けっ
け
ーーー

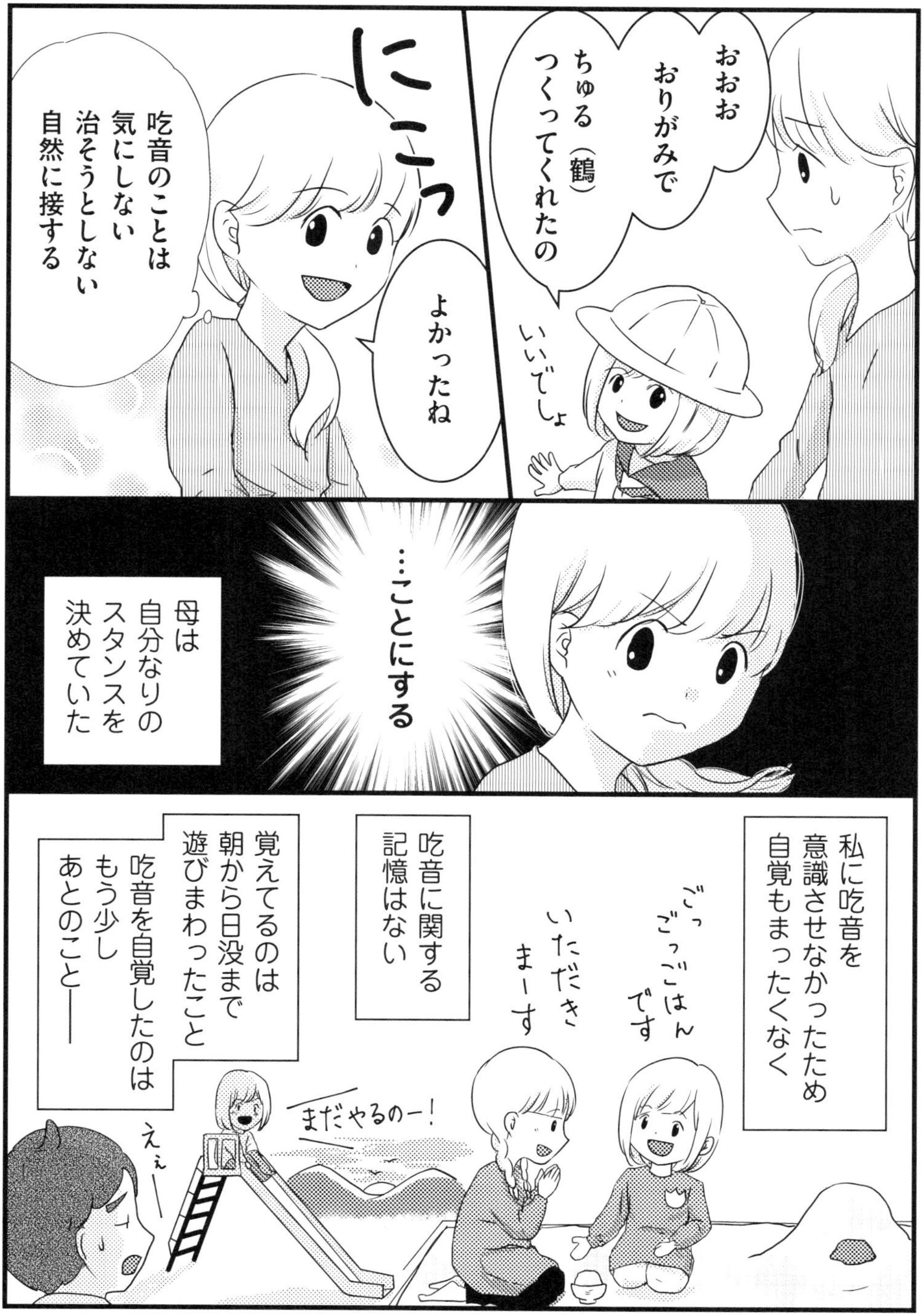
おおお
おりがみで
ちゅる（鶴）
つくってくれたの
いいでしょ
にこっ
よかったね
吃音のことは
気にしない
治そうとしない
自然に接する
…ことにする
母は
自分なりの
スタンスを
決めていた
私に吃音を
意識させなかったため
自覚もまったくなく
ごっ
ごっごはん
です
いただき
まーす
吃音に関する
記憶はない
覚えてるのは
朝から日没まで
遊びまわったこと
吃音を自覚したのは
もう少し
あとのこと――
まだやるのー！
えぇ――

解説 ①

吃音の人とつきあう知恵

医学博士　菊池良和

最初の言葉をくり返したり（連発）、引き伸ばしたり（伸発）、詰まったり（難発）する症状を、吃音と言います。

■否定された母親原因説

吃音の始まりは、2歳～4歳の間がもっとも多く、しかも、10人に4人はある日、突然始まることがわかっています。そのため、吃音に関するさまざまな原因論が主張されてきました。

吃音のある人の真似をしたことが原因、左利きを右利きに矯正させたことが原因、親が子どもに吃音があると意識させたことが原因など諸説があり、そこから転じて、親、とりわけ母親の関わりが原因（過度なしつけ、愛情不足など）という根拠のない説が生まれ、昭和の時代は母親が吃音の原因として非難されることが多かったのです。

しかし、近年の海外の吃音研究では、母親の関わりは吃音の原因ではないとその関係が否定されています。海外の疫学研究からは、吃音が始まった子たちのグループは、そうではない子たちと比べて言語発達がよかったことが判明し、吃音は言語発達の副産物と指摘されています。私も、「頭の回転が速すぎて、口がついてこられなかったからかな」と子どもに吃音の説明をすることもあります。

■吃音は〝ダイミング障害〟

吃音は100人に1人発生するとされている症状で、さまざまな不思議な現象があります。

普段の会話ではつっかえてスムーズに話せなくても、メロディに合わせて歌うときは、スムーズに言葉が出る人がいます。あるいは、1人で文章を音読するとつっかえてスムーズに声が出ない人でも、2人で声を合わせて読むと、スムーズに声が出るケースもあります。このようなことから、医学的には最初の言葉を発声するときのタイミング障害とも言われています。

■余計な挿入語をつける理由

「えっと、えっと、えっと、えっと、日曜」「あの、あの、あの、あの、日曜」というように、日曜という言葉の前に、「えっと」や「あの」のような挿入語をつけることがよくあります。なぜ、余計な挿入語をつけるのかというと、「にちよう」の「に」という最初の言葉が言えないからです。「えっと、えっと」とタイミングをずらしているうちに、「今なら言える！」という感覚が湧いてきて、「にちよう」という言葉が言えるタイミングを獲得しているのです。

■禁止してはいけない随伴症状

手で体を叩いたり、足裏で地面をタッピングしながら話す人は、最初の言葉を言うタイミングをその動作ではかっているのです。これを随伴《ずいはん》症状と言いますが、話しやすい本人の工夫として、手や足でタイミングを取っているのです。「そんな話し方するとダメ」と注意すればするほど、随伴症状が頻繁になり、話したい気持ちが失せていきます。吃音のある人の話を聞くときは、急かさず、「君の話したこと、ここまで伝わったよ」と、話した言葉をくり返したりするなどして、会話を続ける努力を怠らないことです。表面上の話し方はつらそうでも、吃音のある人の話したい、伝えたい気持ちを大切に育てることが周りの人ができることです。

母を助けた言葉

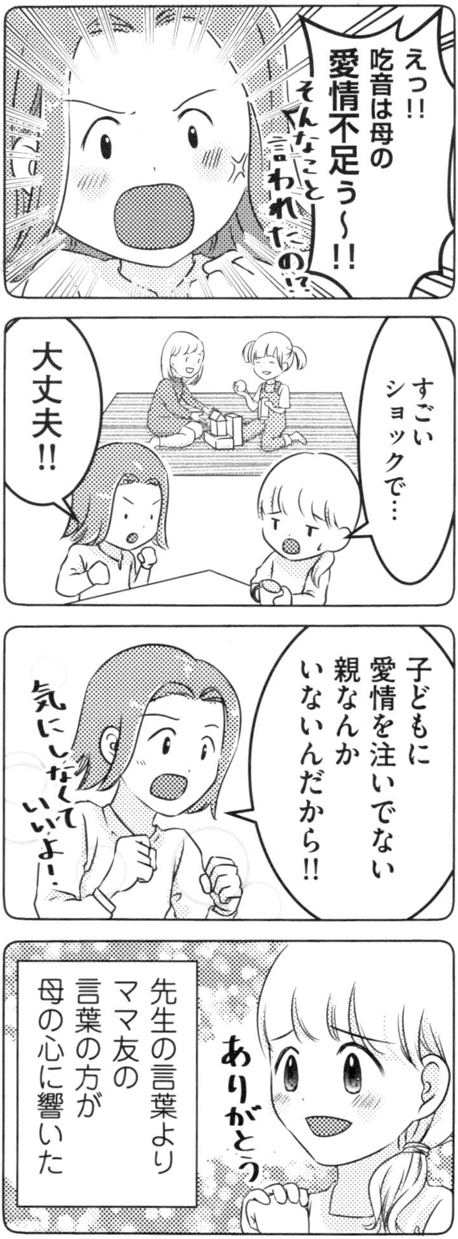
えっ!! 吃音は母の愛情不足う~!!
そんなこと言われたの!?
すごいショックで…
大丈夫!!
子どもに愛情を注いでない親なんかいないんだから!!
気にしなくていいよ~
先生の言葉よりママ友の言葉の方が母の心に響いた
ありがとう

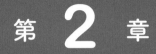

第2章

スラスラ話し出せないのは……私だけ？

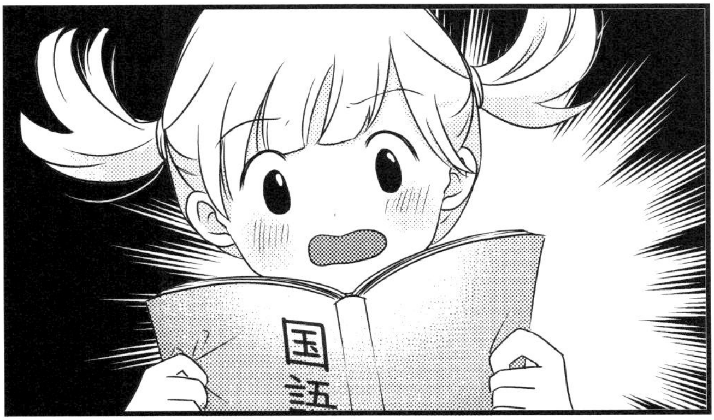

今日も無事に言えた

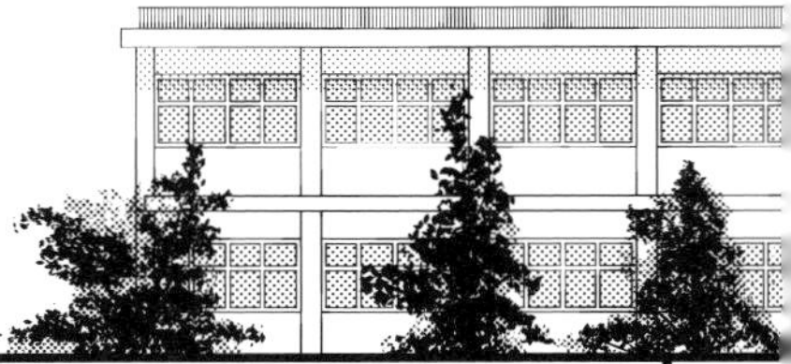

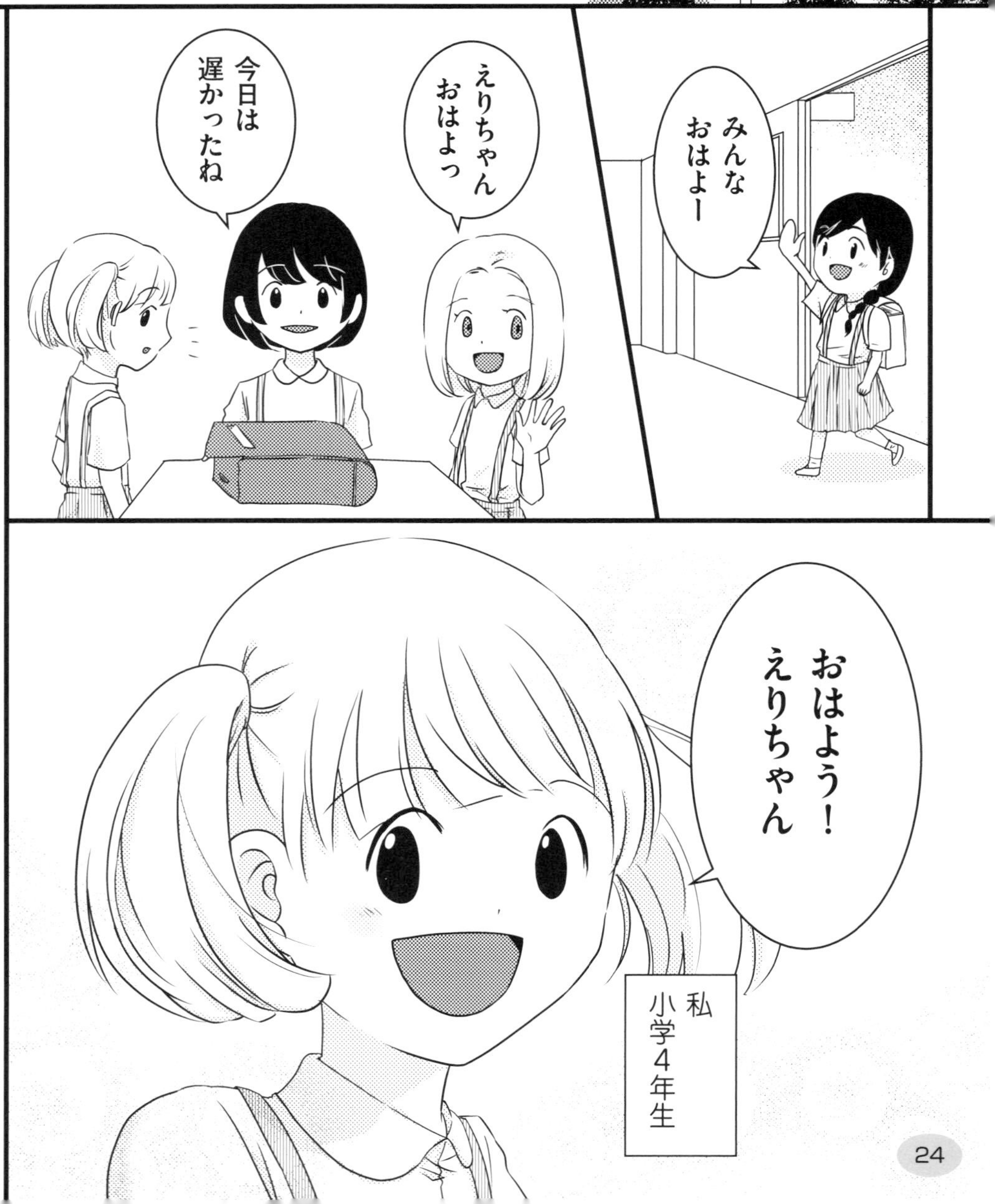

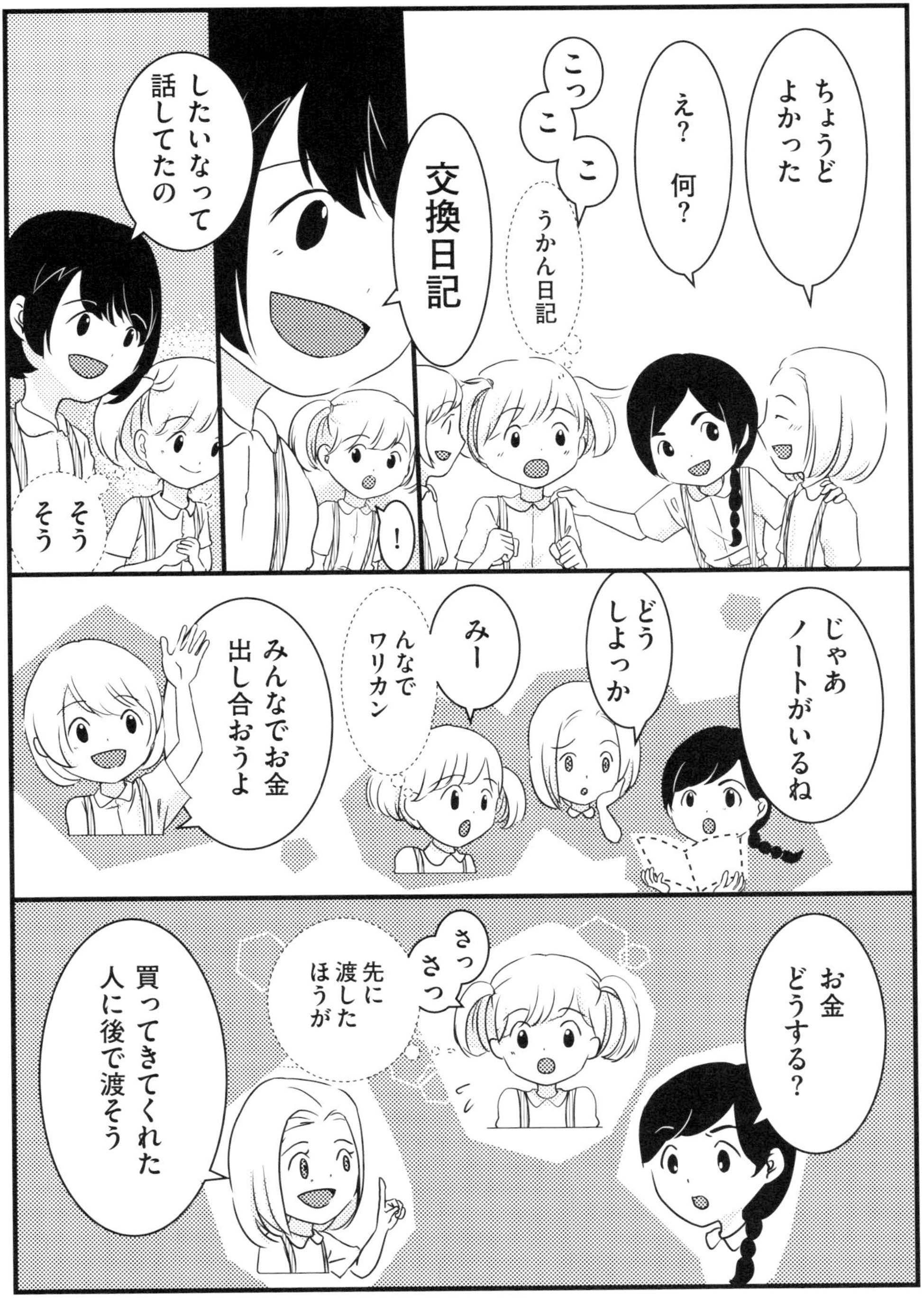
ちょうど
よかった
え？　何？
こっ
こ
こ
うかん日記
交換日記
！
したいなって
話してたの
そう
そう
じゃあ
ノートがいるね
どう
しよっか
みー
んなで
ワリカン
みんなでお金
出し合おうよ
お金
どうする？
さっ
さっ
先に
渡した
ほうが
買ってきてくれた
人に後で渡そう

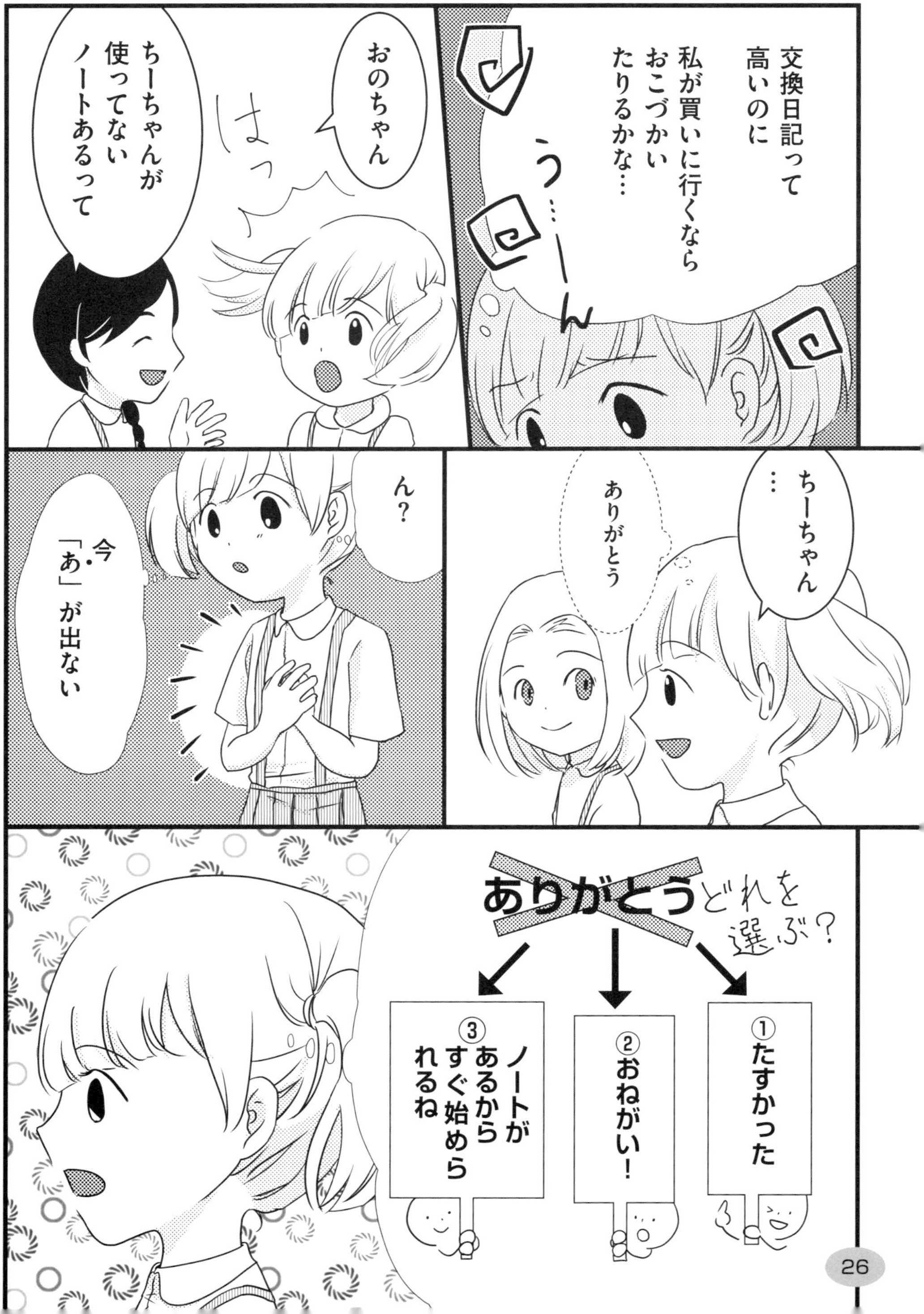
交換日記って高いのに
私が買いに行くならおこづかいたりるかな…
う…ーん
おのちゃん
はっ
ちーちゃんが使ってないノートあるって
ちーちゃん…
ありがとう
ん?
今「あ」が出ない
ありがとう
どれを選ぶ?
①たすかった
②おねがい!
③ノートがあるからすぐ始められるね

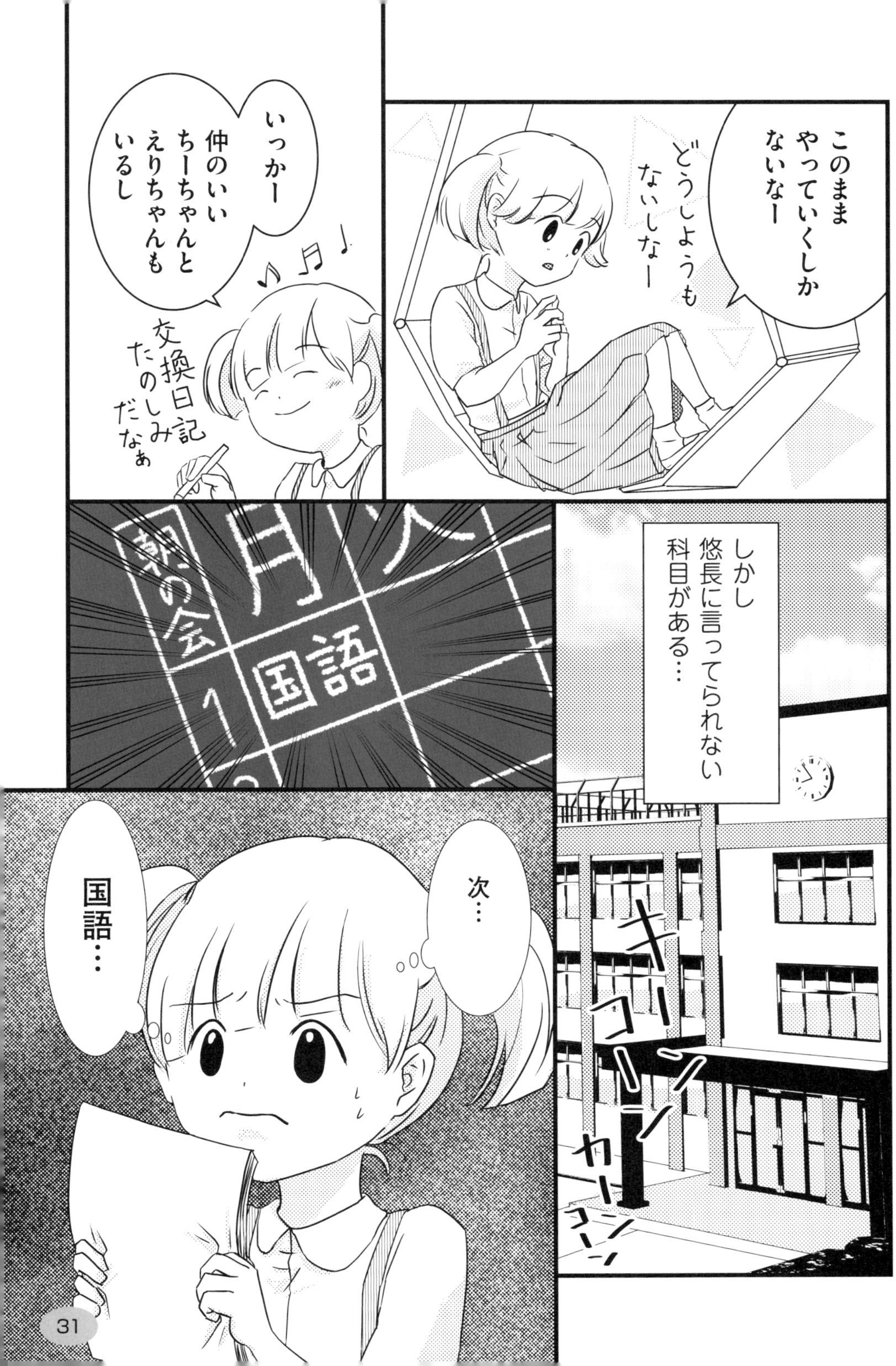
このまま
やっていくしか
ないなー
どうしようも
ないしなー
いっかー
仲のいい
ちーちゃんと
えりちゃんも
いるし
交換日記
たのしみ
だなぁ
しかし
悠長に言ってられない
科目がある…
キーンコーンカーンコーン
朝の会
月
国語
次…
国語…

音読の時間

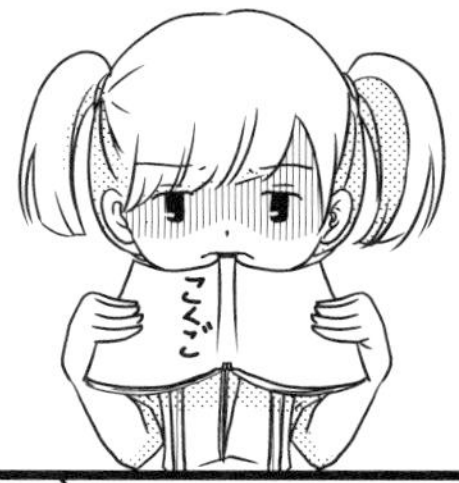
こくご

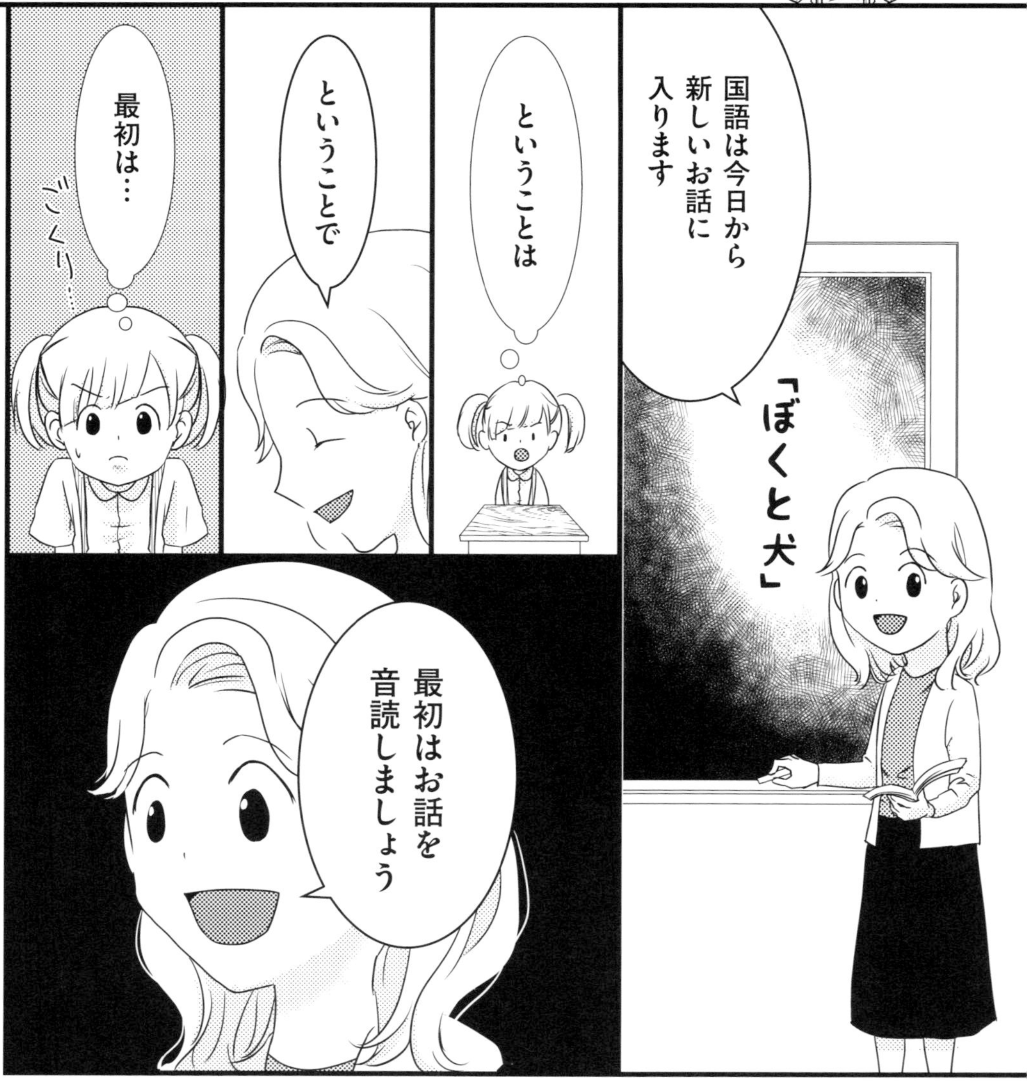
国語は今日から
新しいお話に
入ります
「ぼくと犬」
ということは
ということで
最初は…
ごくり……
最初はお話を
音読しましょう

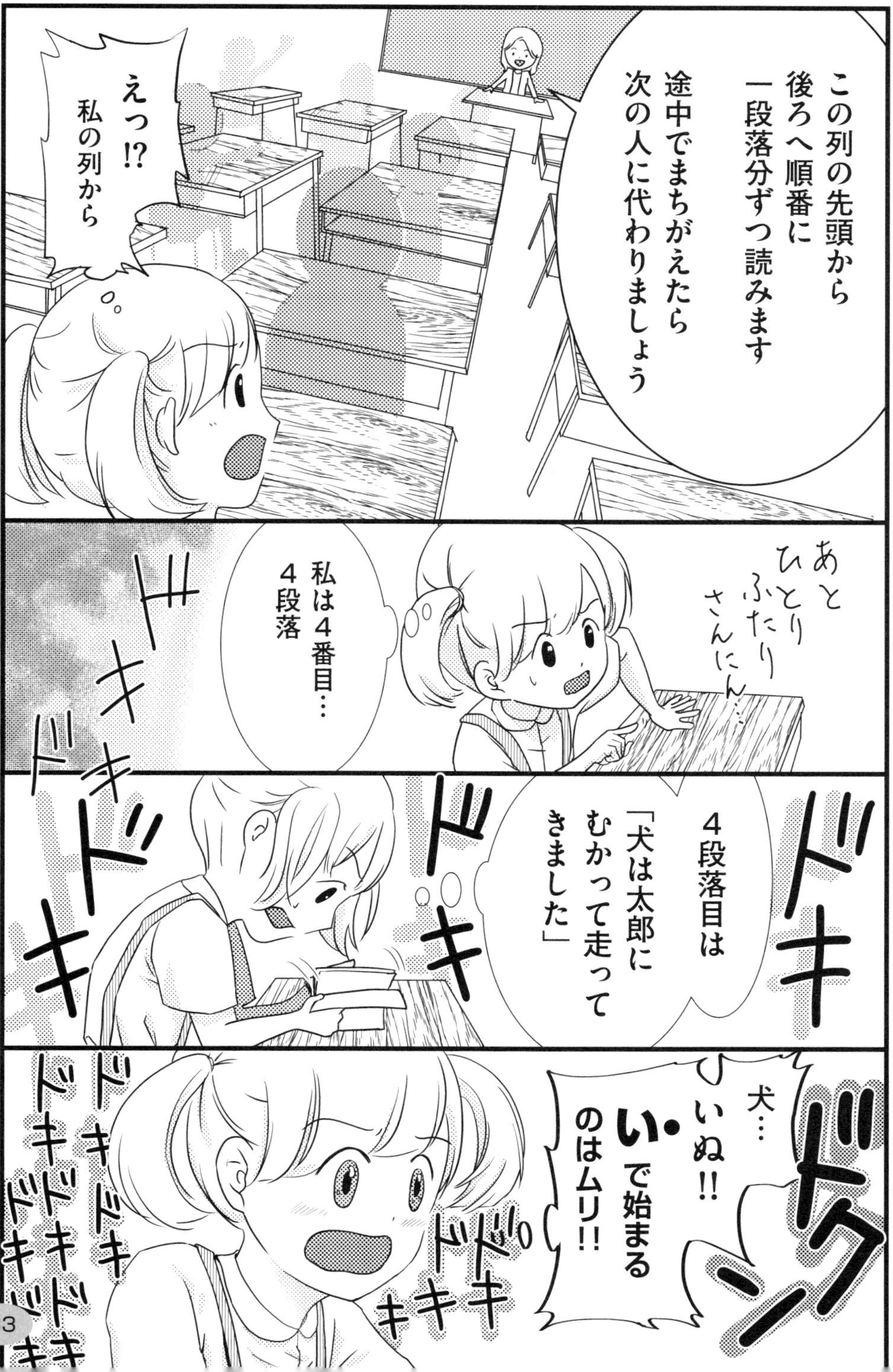

この列の先頭から
後ろへ順番に
一段落分ずつ読みます
途中でまちがえたら
次の人に代わりましょう
えっ!?
私の列から
あと
ひとり
ふたり
さんにん…
私は4番目…
4段落
ドキ
ドキ
ドキ
4段落目は
「犬は太郎に
むかって走って
きました」
ドキ
ドキ
ドクン
犬…
いぬ!!
い・で始まる
のはムリ!!
ドキドキ
ドキドキ
ドキドキ
ドキドキ

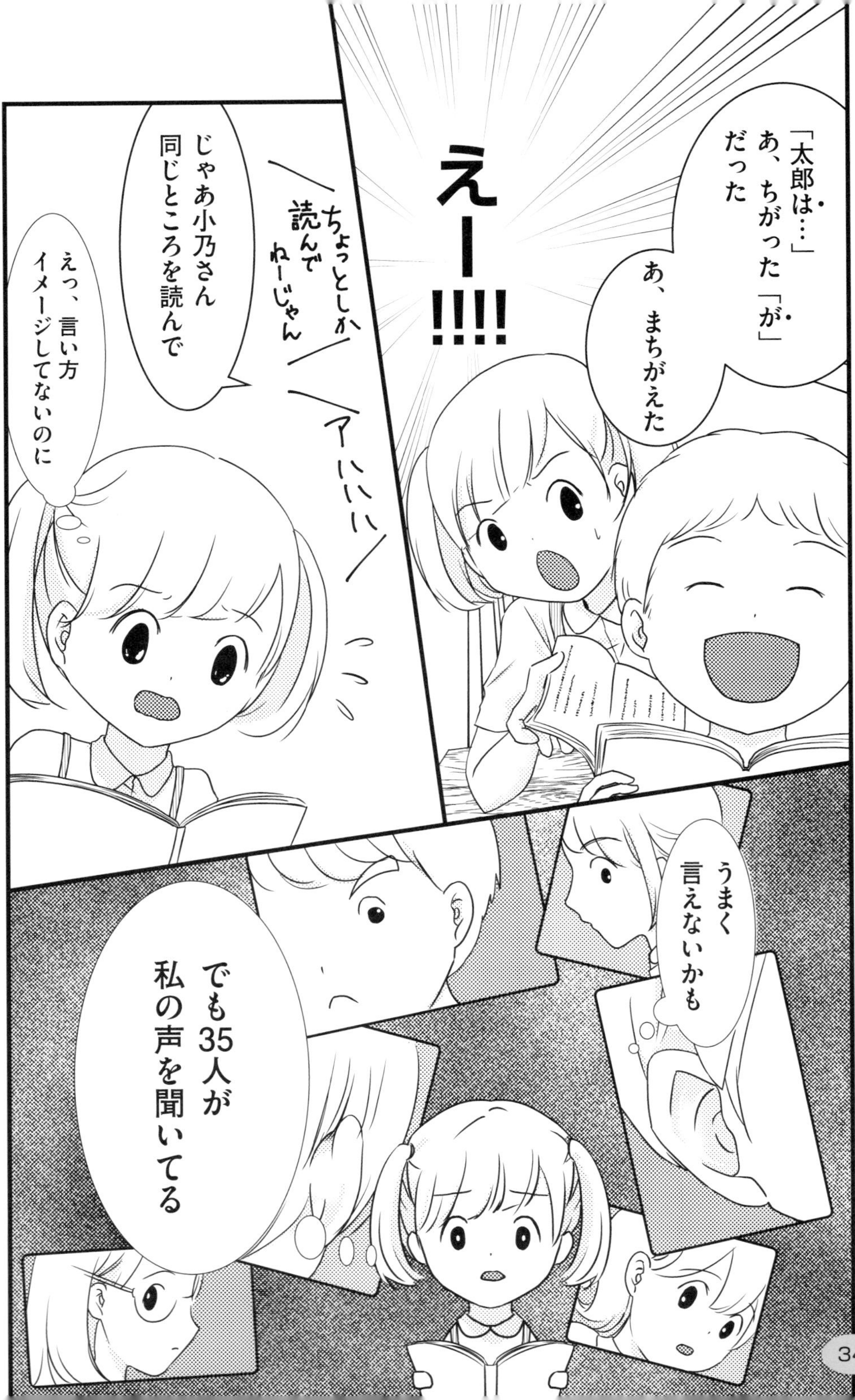
「太郎は…」あ、ちがった「が」だった
あ、まちがえた
えー!!!!
じゃあ小乃さん同じところを読んで
ちょっとしか読んでねーじゃん
アーハハハ
えっ、言い方イメージしてないのに
うまく言えないかも
でも35人が私の声を聞いてる

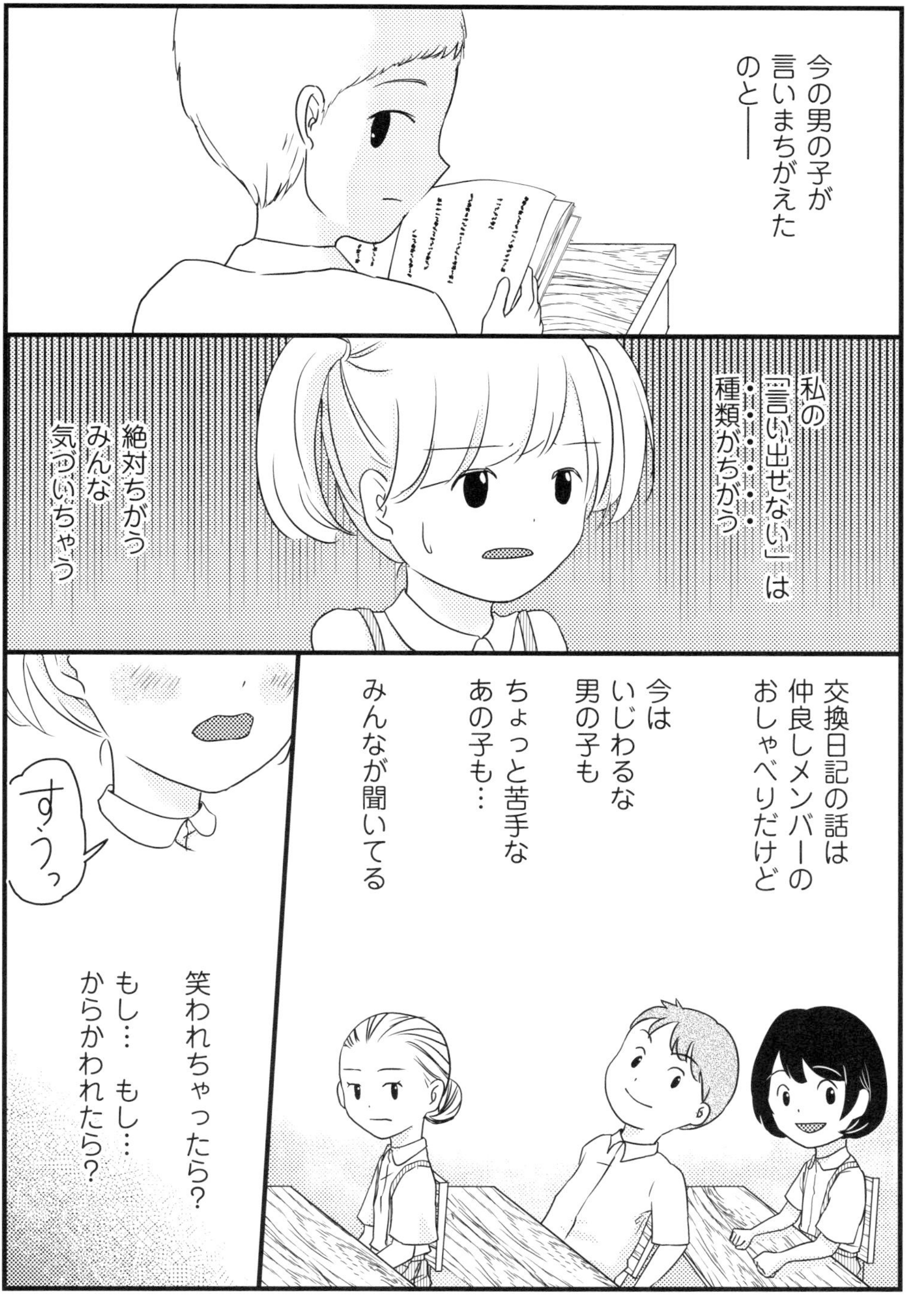
今の男の子が
言いまちがえた
のと――
私の
「言い出せない」は
種類がちがう
絶対ちがう
みんな
気づいちゃう
交換日記の話は
仲良しメンバーの
おしゃべりだけど
今は
いじわるな
男の子も
ちょっと苦手な
あの子も…
みんなが聞いてる
すうっ
笑われちゃったら?
もし… もし…
からかわれたら?

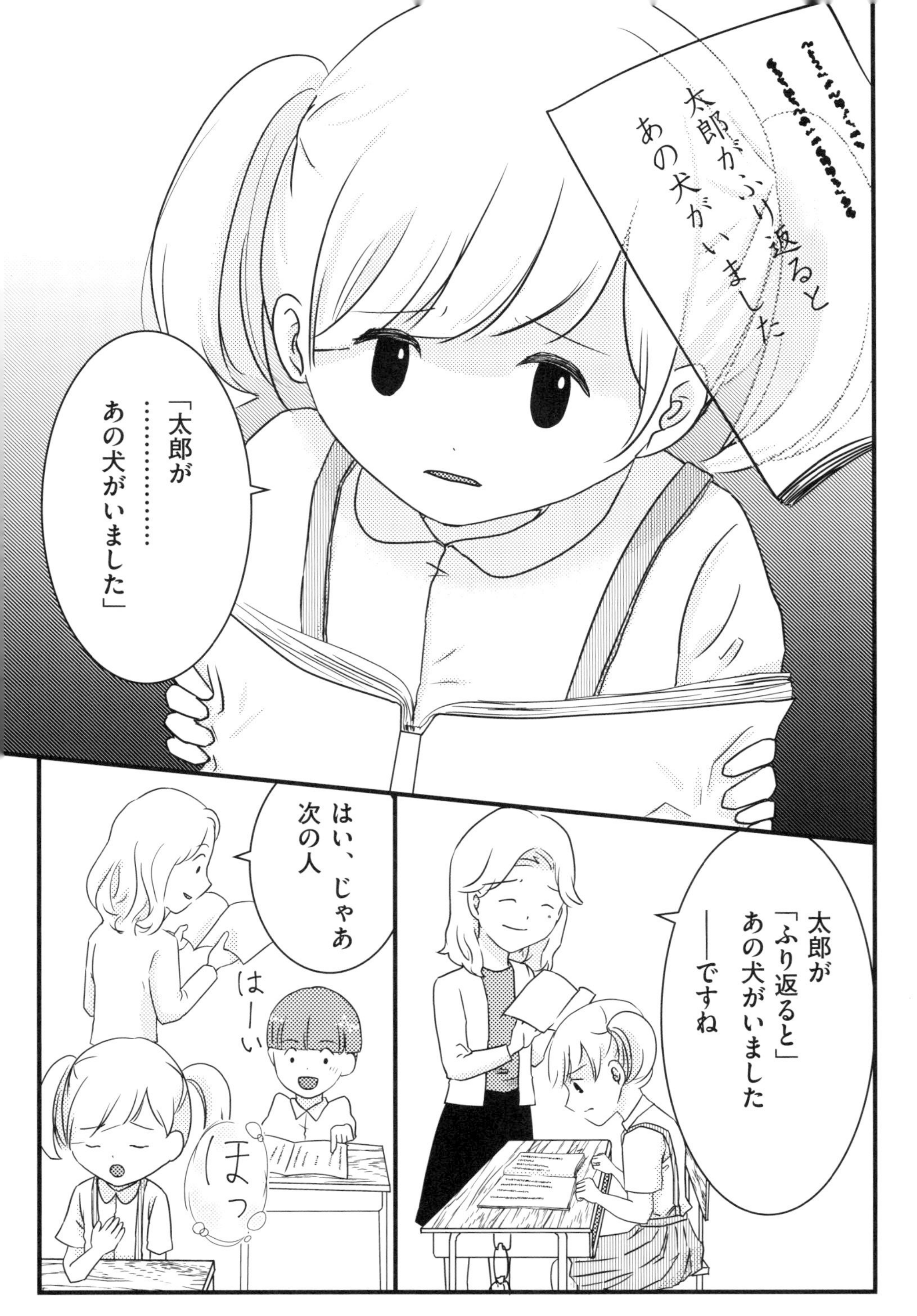
太郎がふり返ると
あの犬がいました
「太郎が……あの犬がいました」
太郎が「ふり返ると」あの犬がいました——ですね
はい、じゃあ次の人
はーい
ほっ

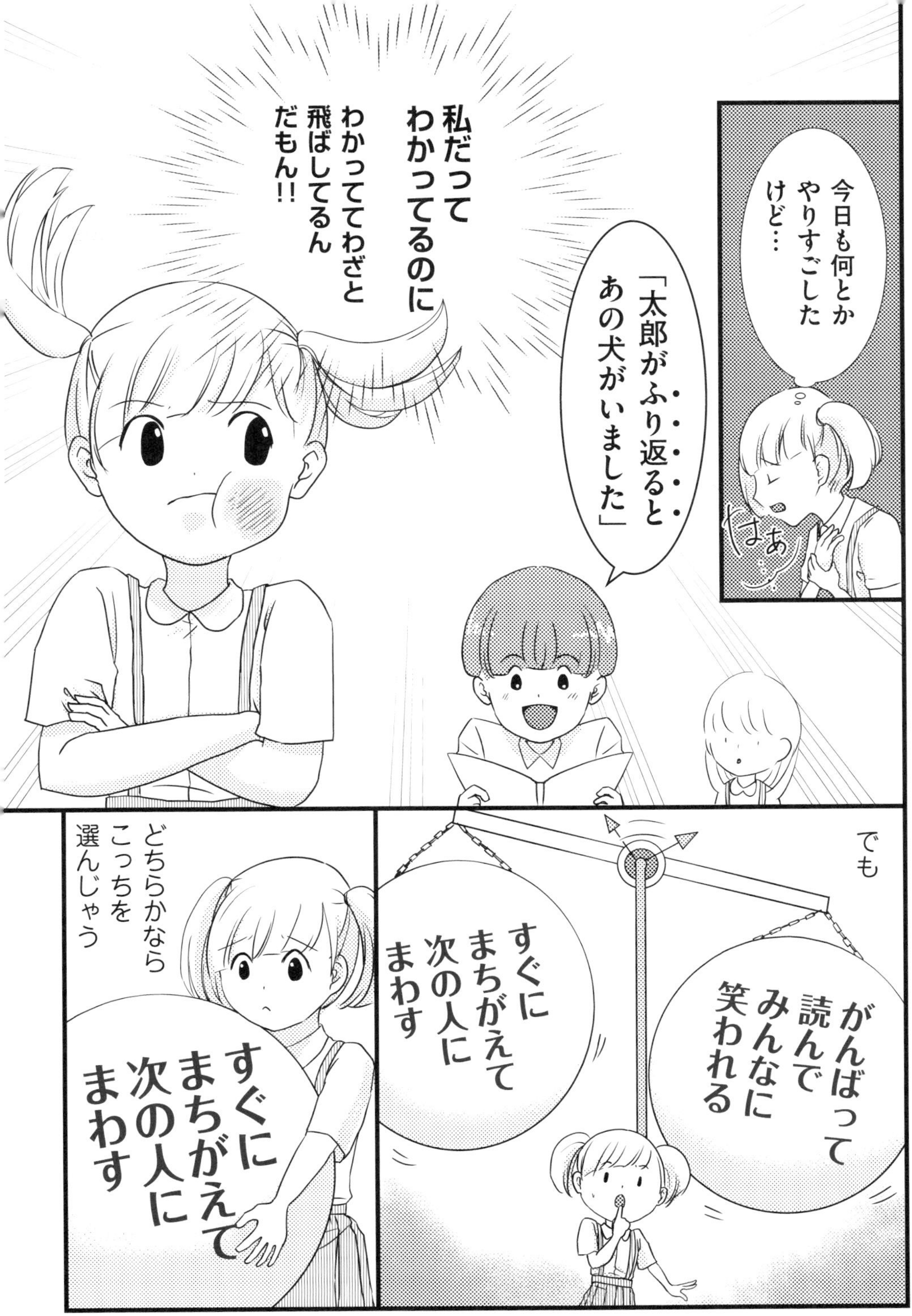

今日も何とか
やりすごした
けど…
「太郎がふり返ると
あの犬がいました」
私だって
わかってるのに
わかっててわざと
飛ばしてるん
だもん!!
でも
がんばって
読んで
みんなに
笑われる
すぐに
まちがえて
次の人に
まわす
どちらかなら
こっちを
選んじゃう
すぐに
まちがえて
次の人に
まわす

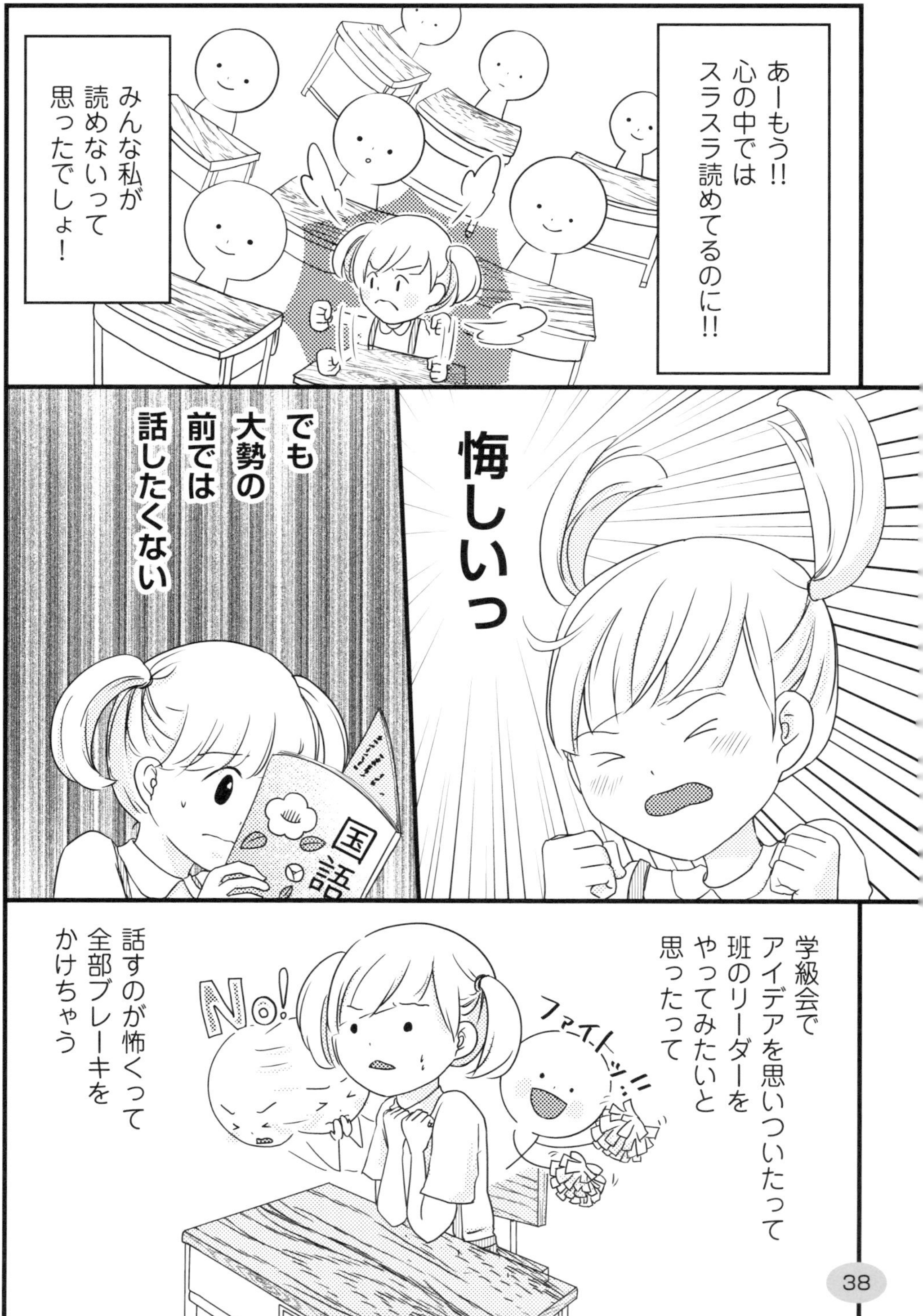
あーもう!!
心の中では
スラスラ読めてるのに!!
みんな私が
読めないって
思ったでしょ!
悔しいっ
でも
大勢の
前では
話したくない
国語
学級会で
アイデアを思いついたって
班のリーダーを
やってみたいと
思ったって
ファイトッ!!
No!
話すのが怖くって
全部ブレーキを
かけちゃう

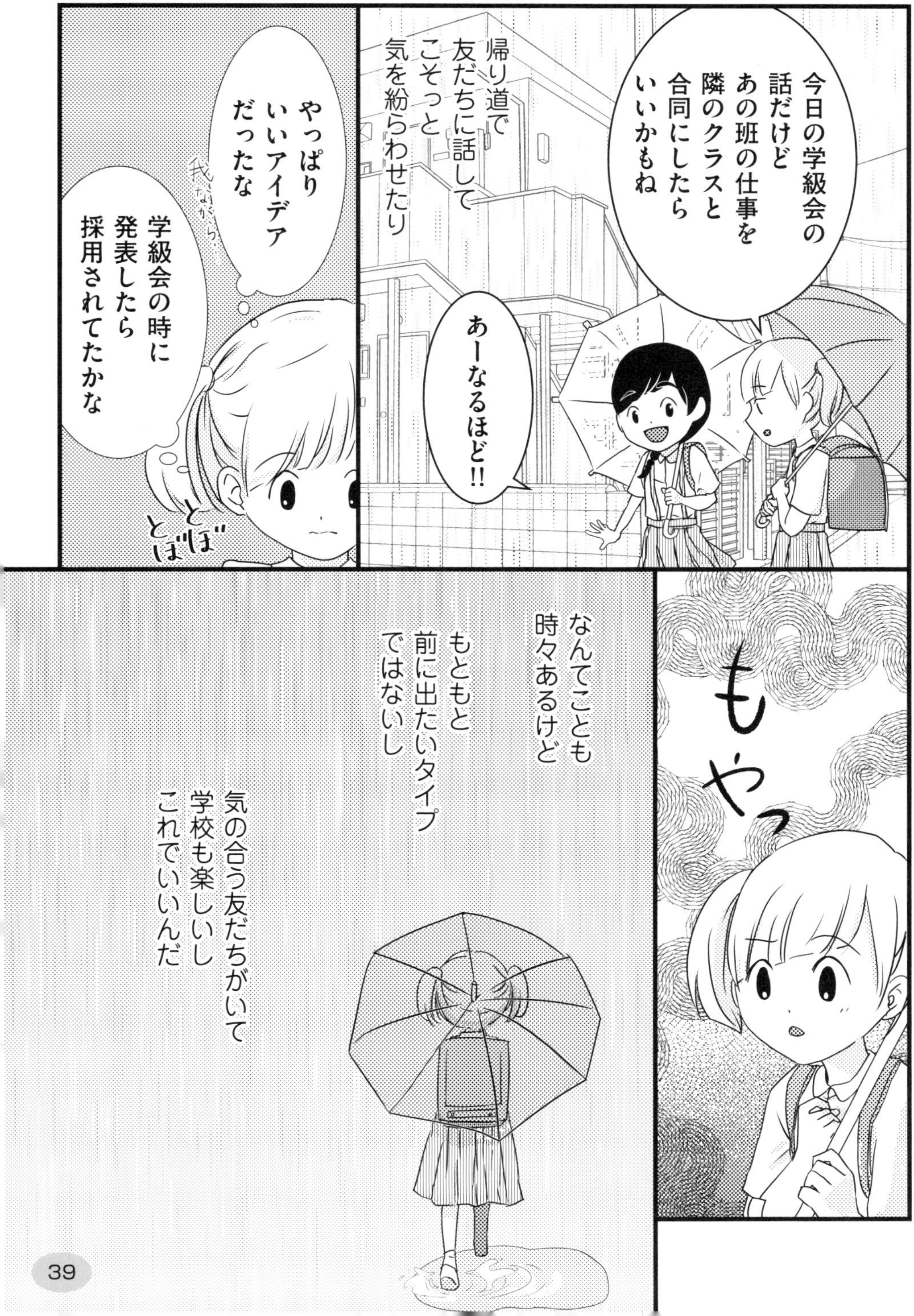

今日の学級会の話だけどあの班の仕事を隣のクラスと合同にしたらいいかもね
あーなるほど!!
帰り道で友だちに話してこそっと気を紛らわせたり
やっぱりいいアイデアだったな
我ながら
学級会の時に発表したら採用されてたかな
とぼとぼ
もやっ
なんてことも時々あるけど
もともと前に出たいタイプではないし
気の合う友だちがいて学校も楽しいしこれでいいんだ

“キツオン”を知る

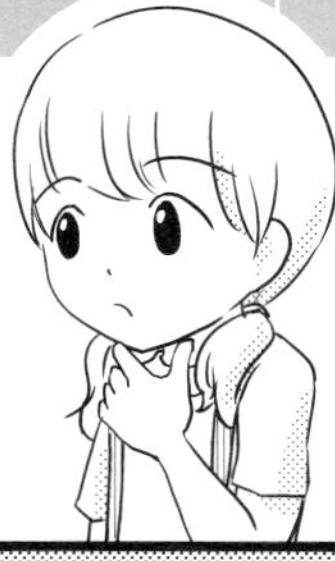

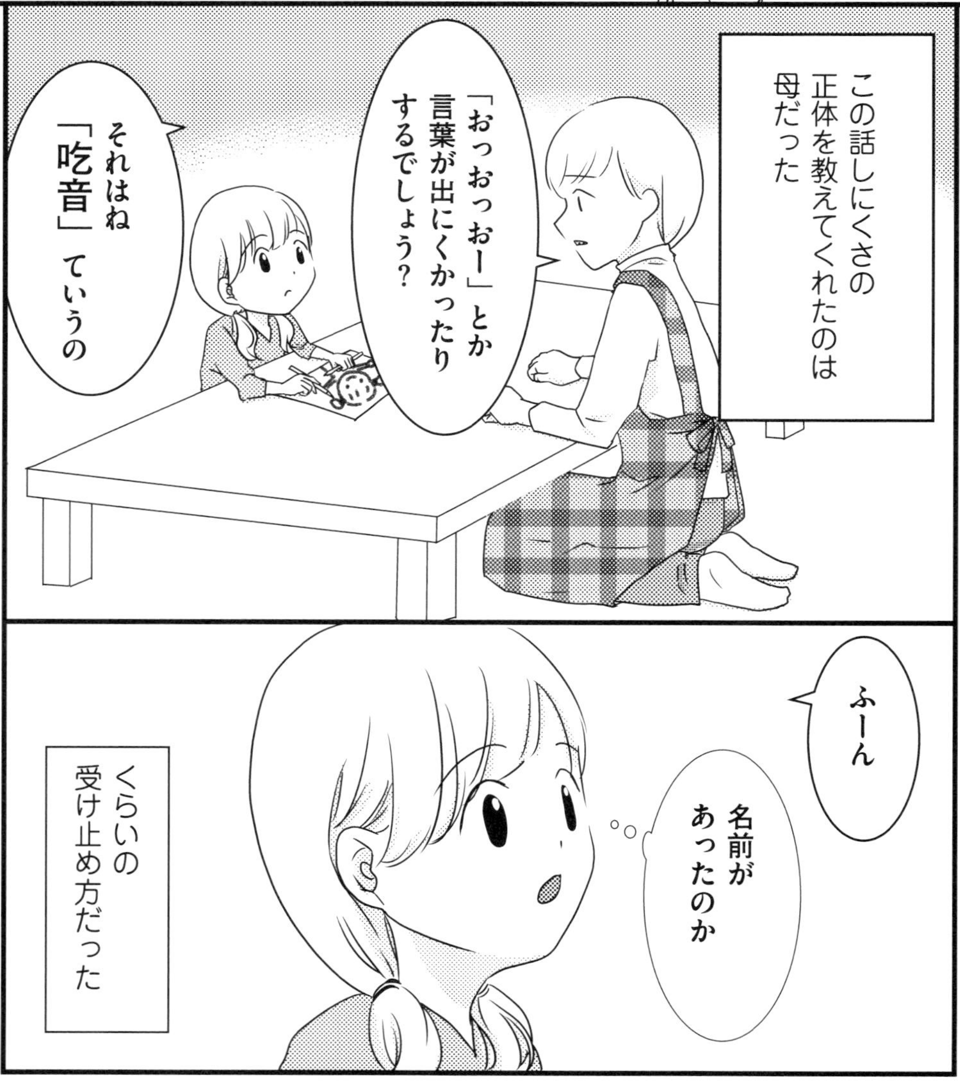

この話しにくさの正体を教えてくれたのは母だった
「おっおっおー」とか言葉が出にくかったりするでしょう?
それはね「吃音」ていうの
ふーん
名前があったのか
くらいの受け止め方だった

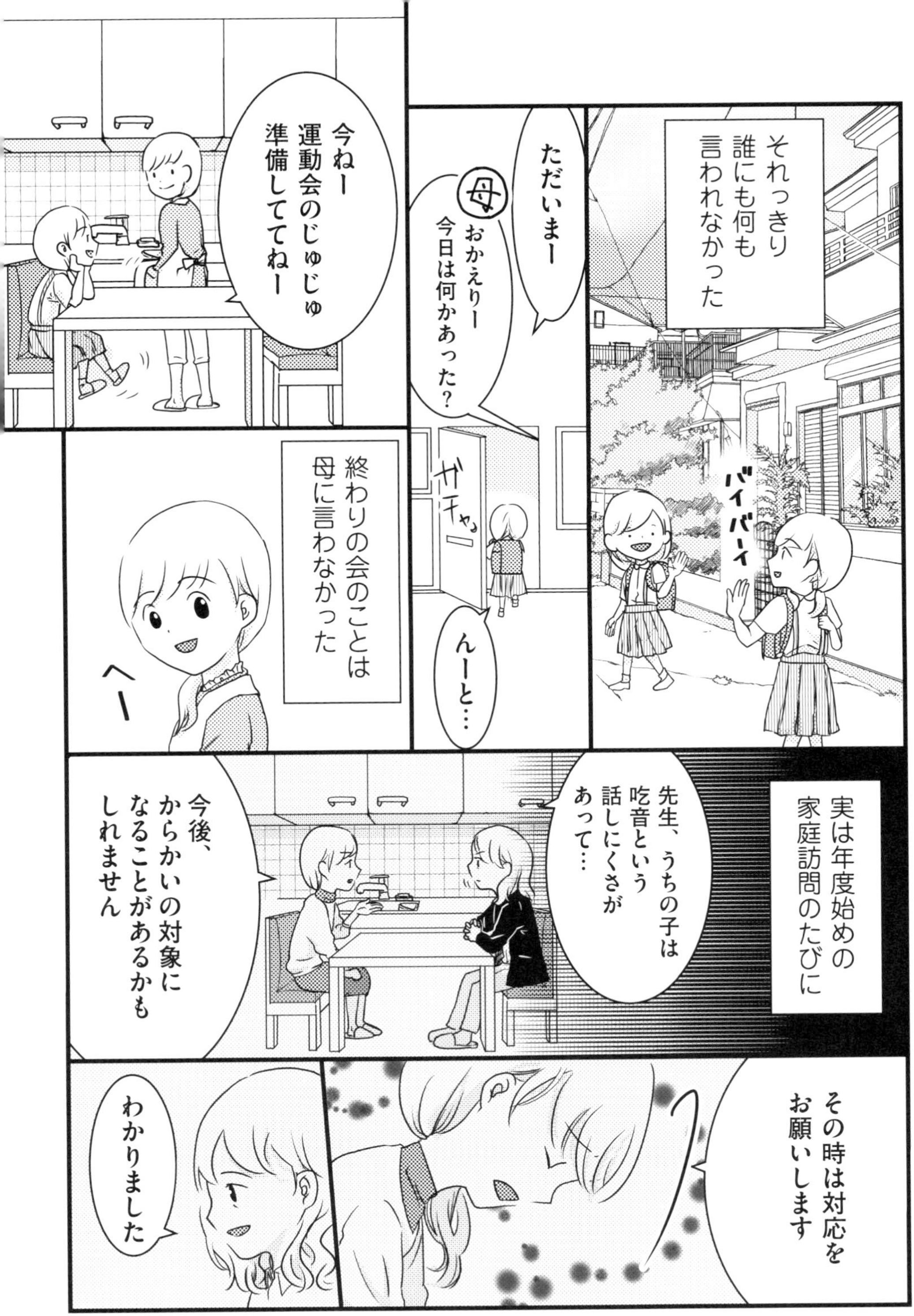
それっきり誰にも何も言われなかった
バイバーイ
ただいまー
母
おかえりー今日は何かあった？
ガチャ
んーと…
今ねー運動会のじゅじゅ準備しててねー
終わりの会のことは母に言わなかった
へー
実は年度始めの家庭訪問のたびに
先生、うちの子は吃音という話しにくさがあって…
今後、からかいの対象になることがあるかもしれません
その時は対応をお願いします
わかりました

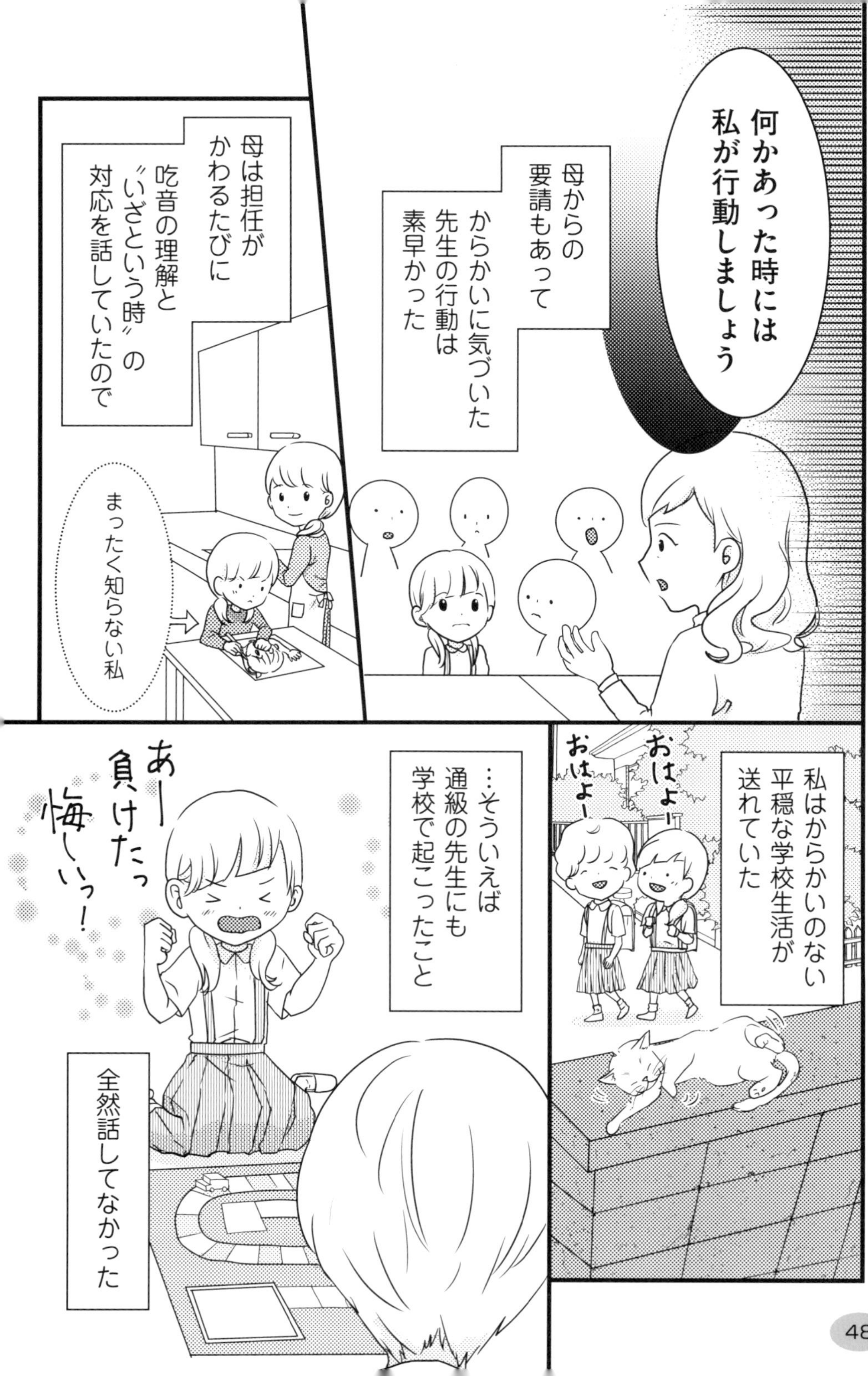
何かあった時には私が行動しましょう
母からの要請もあって
からかいに気づいた先生の行動は素早かった
母は担任がかわるたびに
吃音の理解と〝いざという時〟の対応を話していたので
まったく知らない私
私はからかいのない平穏な学校生活が送れていた
おはよー
おはよー
…そういえば通級の先生にも学校で起こったこと
全然話してなかった
あー負けたっ悔しいっ!

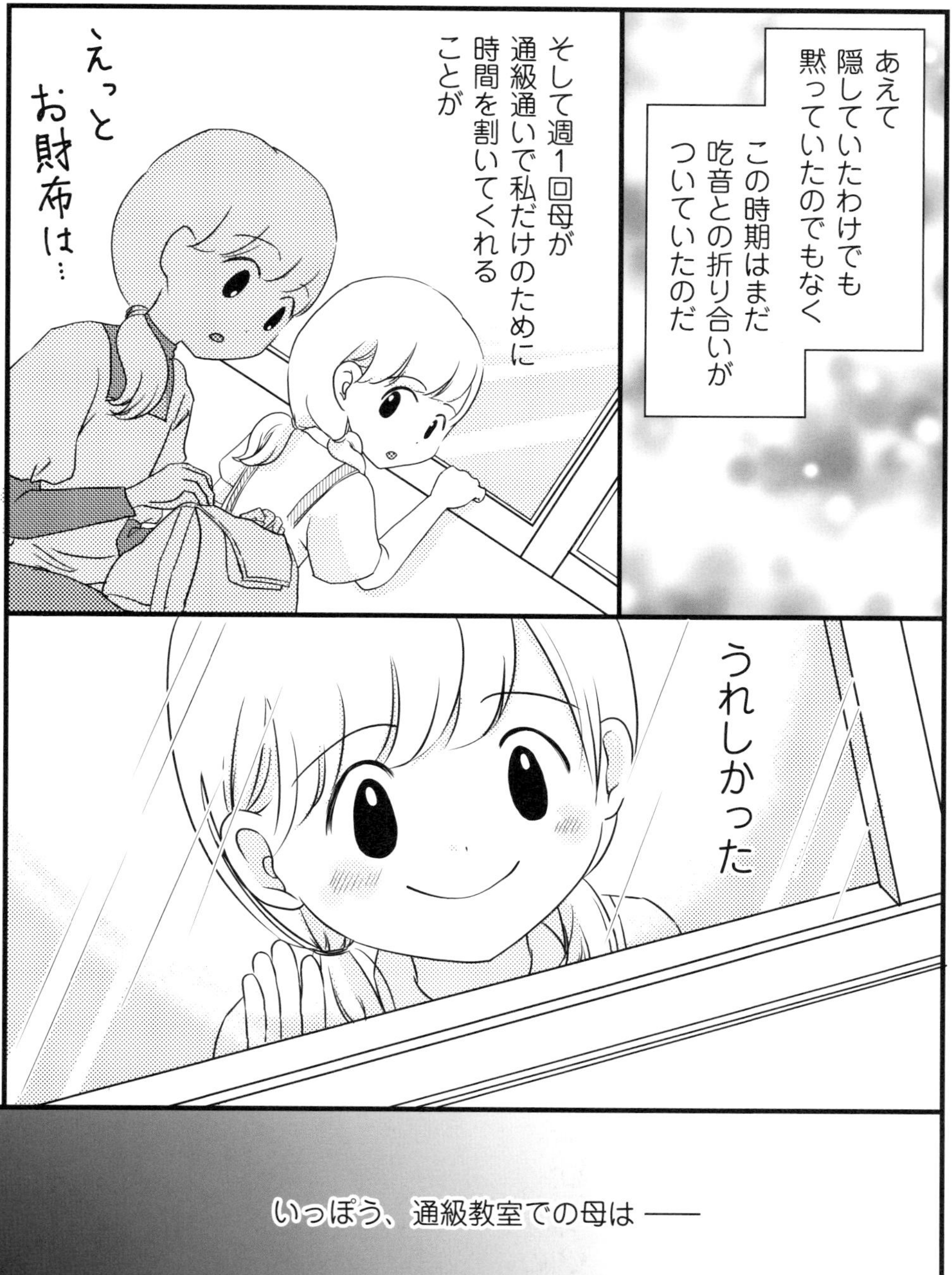
あえて隠していたわけでも黙っていたのでもなく
この時期はまだ吃音との折り合いがついていたのだ
そして週1回母が通級通いで私だけのために時間を割いてくれることが
えっとお財布は…
うれしかった
いっぽう、通級教室での母は ——

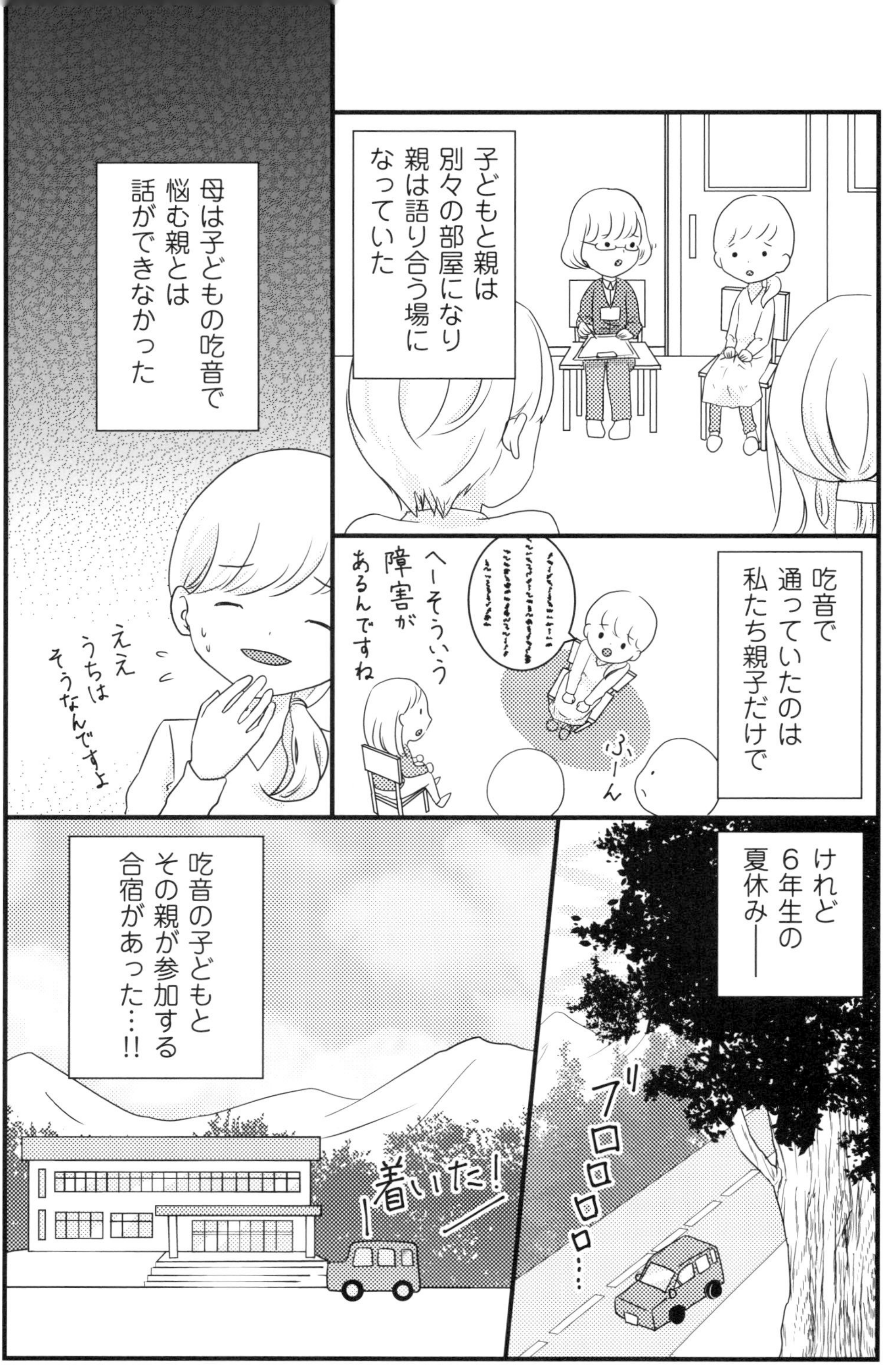
子どもと親は
別々の部屋になり
親は語り合う場に
なっていた
母は子どもの吃音で
悩む親とは
話ができなかった
吃音で
通っていたのは
私たち親子だけで
へーそういう
障害が
あるんですね
ふーん
ええ
うちは
そうなんですよ
けれど
6年生の
夏休み——
ブロロロロ…
吃音の子どもと
その親が参加する
合宿があった…!!
着いた!

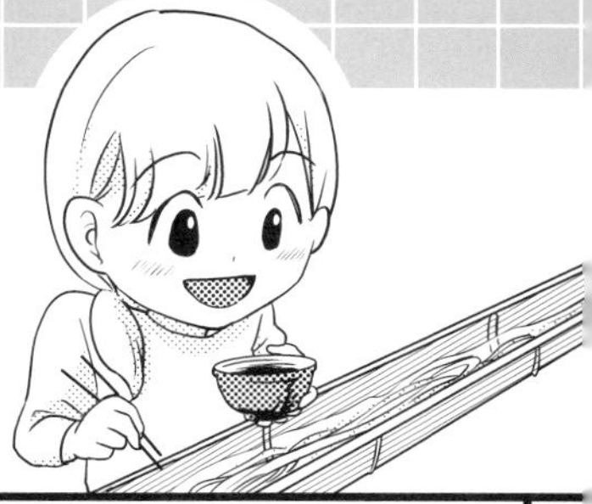

吃音の親子の集いに参加してみた

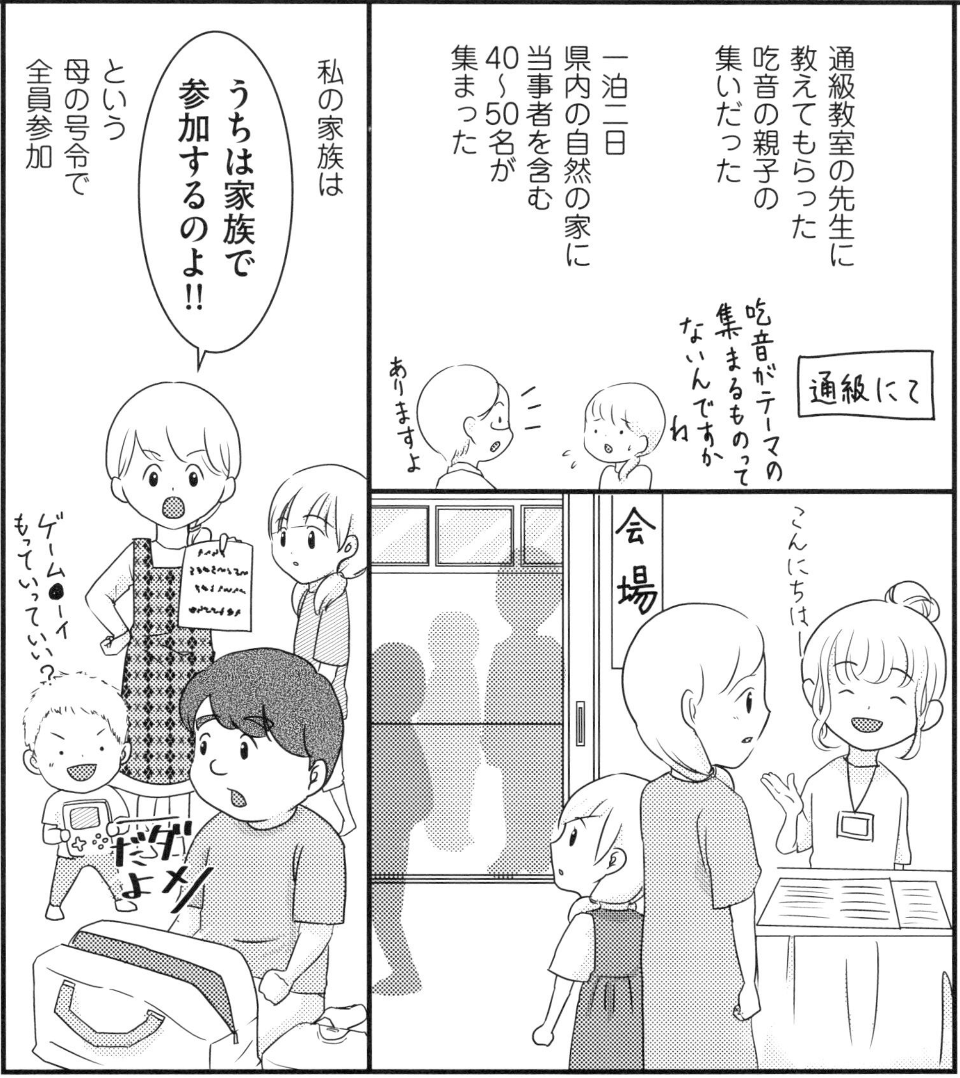

通級教室の先生に教えてもらった吃音の親子の集いだった
一泊二日県内の自然の家に当事者を含む40～50名が集まった
通級にて
吃音がテーマの集まるものってないんですかね
ありますよ
会場
こんにちはー
私の家族は
うちは家族で参加するのよ!!
という母の号令で全員参加
ゲーム●ーイもっていっていい？
ダメだよ

子どもグループの部屋
活動は親子別々
ちょっとした緊張感…
カラカラ
こ、
こ、こ
こ
こんにちは
最初に挨拶した人は
自《みずか》らも吃音で
研究や講演、
当事者同士の集まりを
企画している人だった
話しにくさを持つ
みなさんがあ、あ、あ、
集まっています
いーい、い、いろいろと
話してみてください
つっかえて話す
大人の人は初めてだ
つっかえてるけど…
それでも自分で
話してる
怖くないの
かな

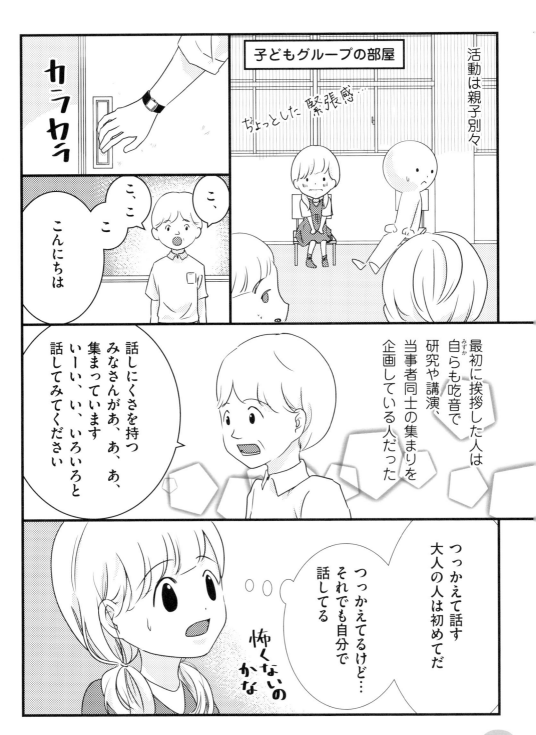

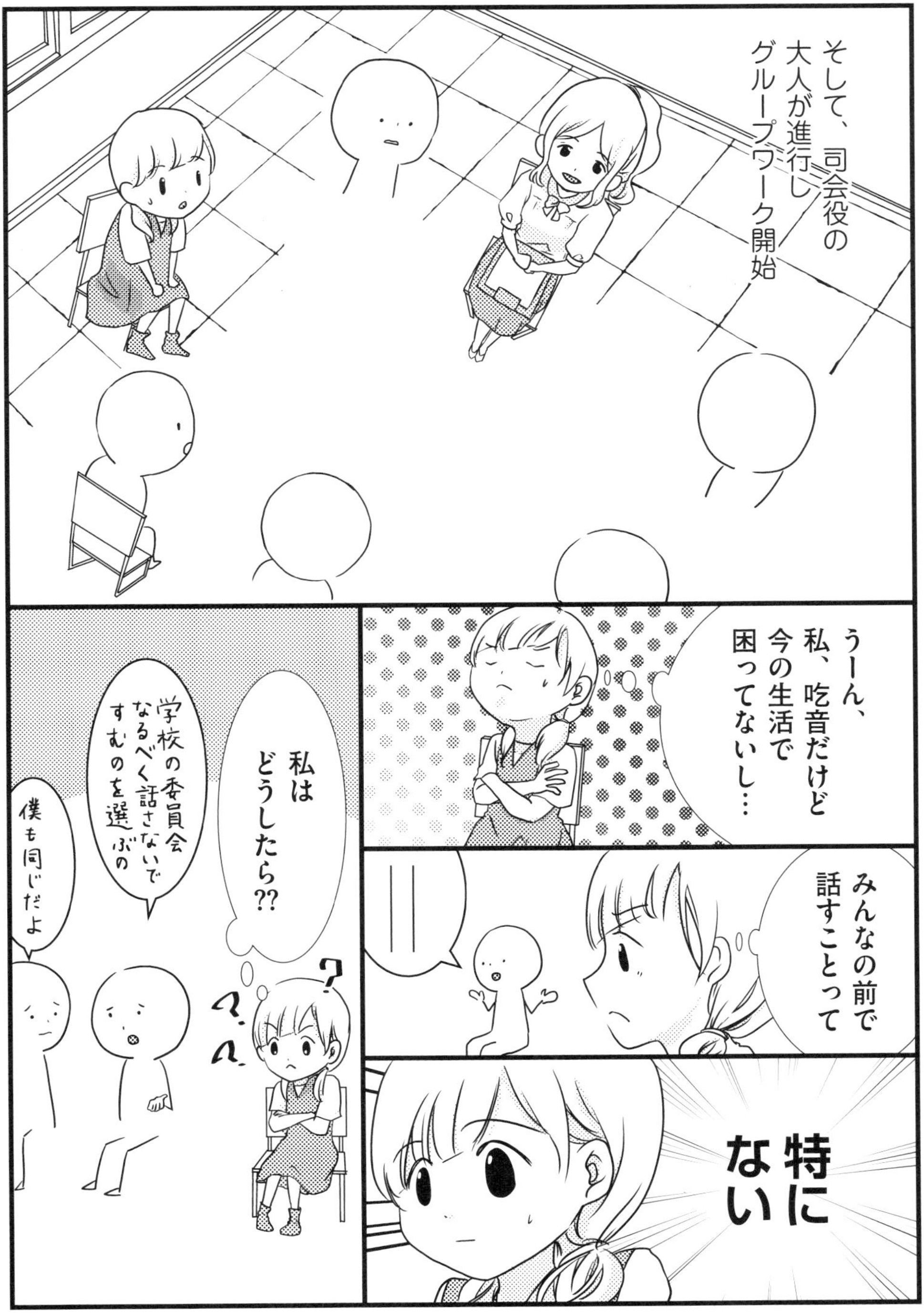
そして、司会役の大人が進行しグループワーク開始
うーん、私、吃音だけど今の生活で困ってないし…
私はどうしたら??
学校の委員会なるべく話さないですむのを選ぶの
僕も同じだよ
みんなの前で話すことって
特にない

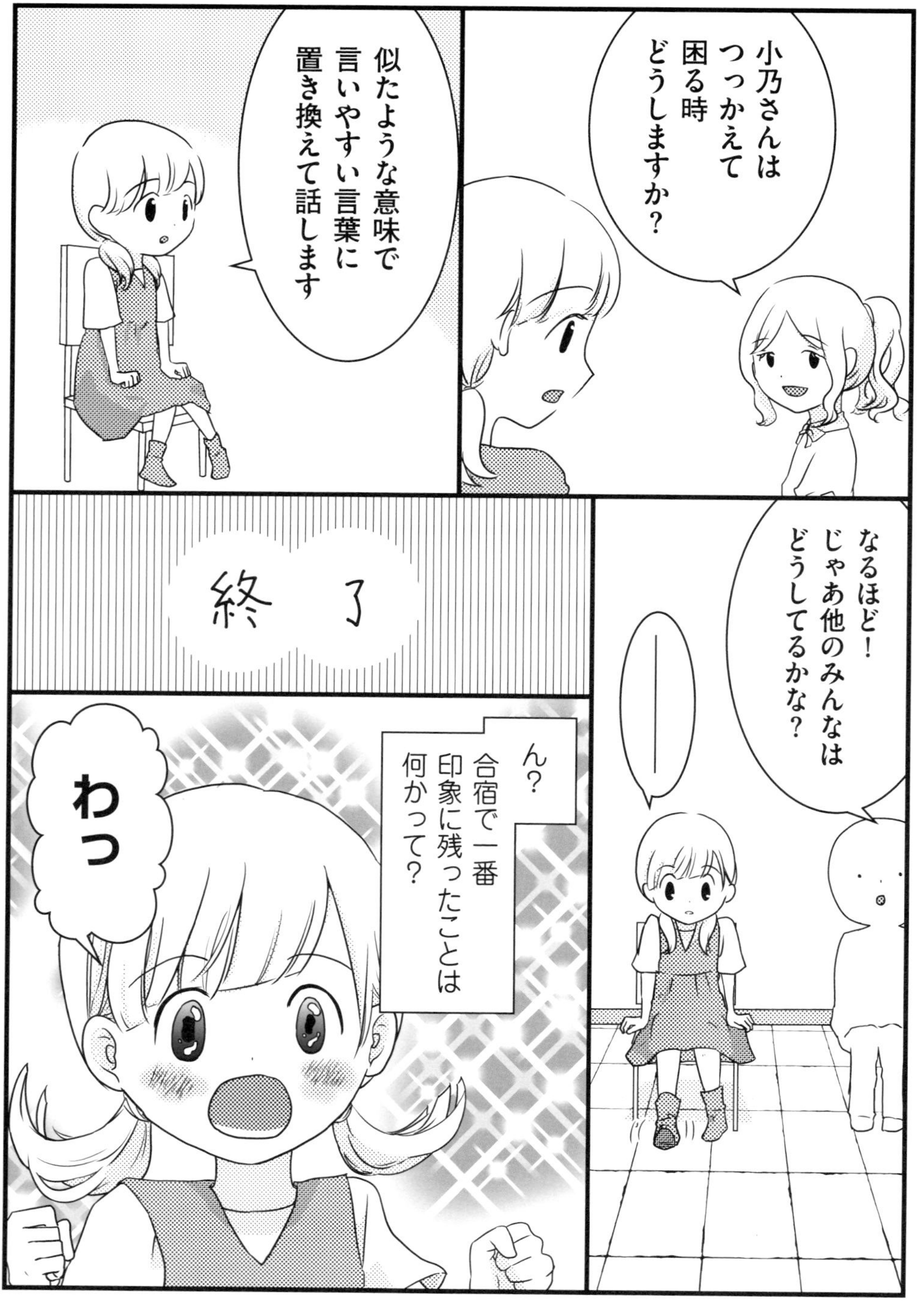
小乃さんは つっかえて 困る時 どうしますか？
似たような意味で 言いやすい言葉に 置き換えて話します
なるほど！ じゃあ他のみんなは どうしてるかな？
――
終了
ん？ 合宿で一番 印象に残ったことは 何かって？
わっ

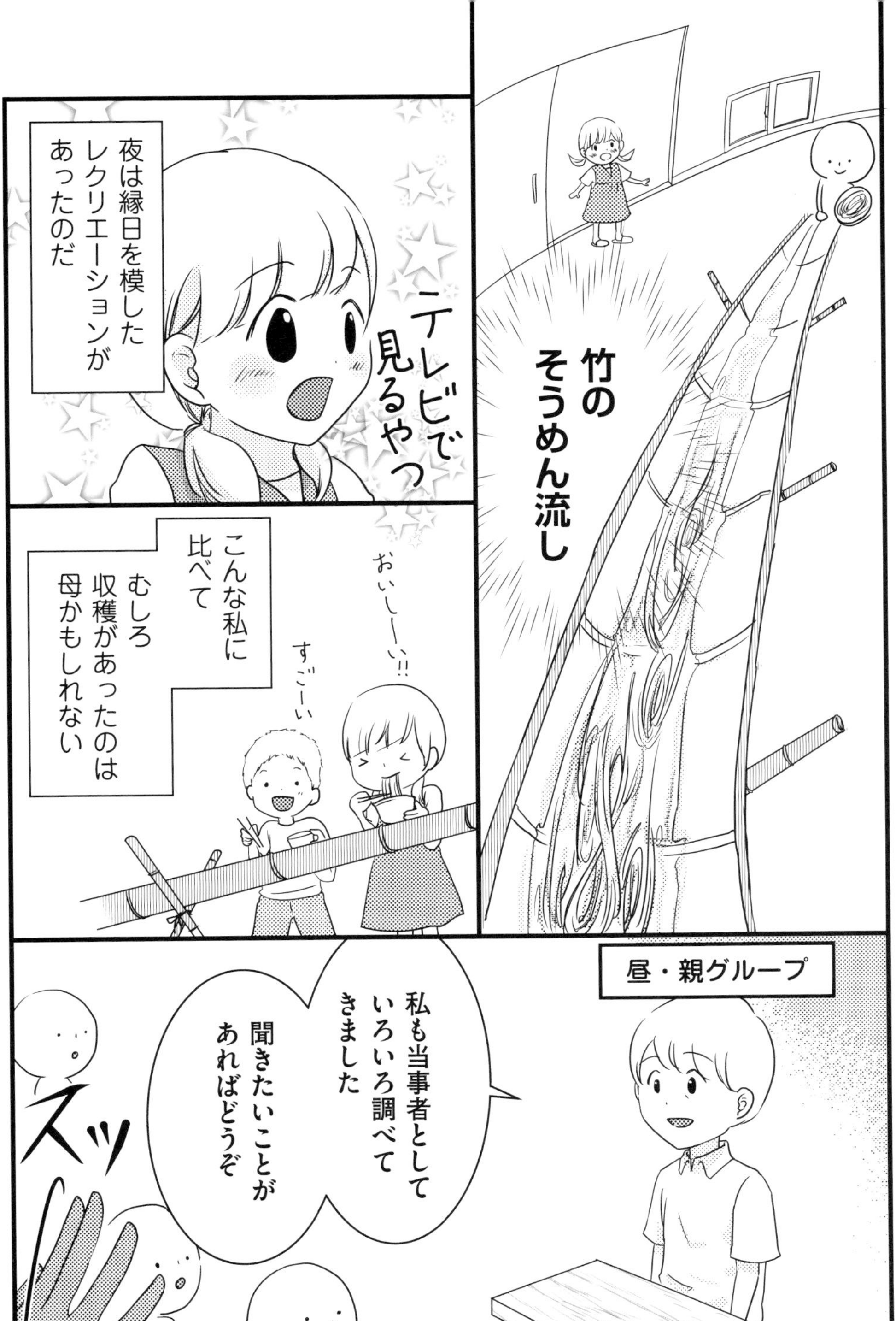
竹のそうめん流し
夜は縁日を模したレクリエーションがあったのだ
テレビで見るやつ
こんな私に比べて
むしろ収穫があったのは母かもしれない
おいしーい!!
すごーい
昼・親グループ
私も当事者としていろいろ調べてきました
聞きたいことがあればどうぞ
スッ

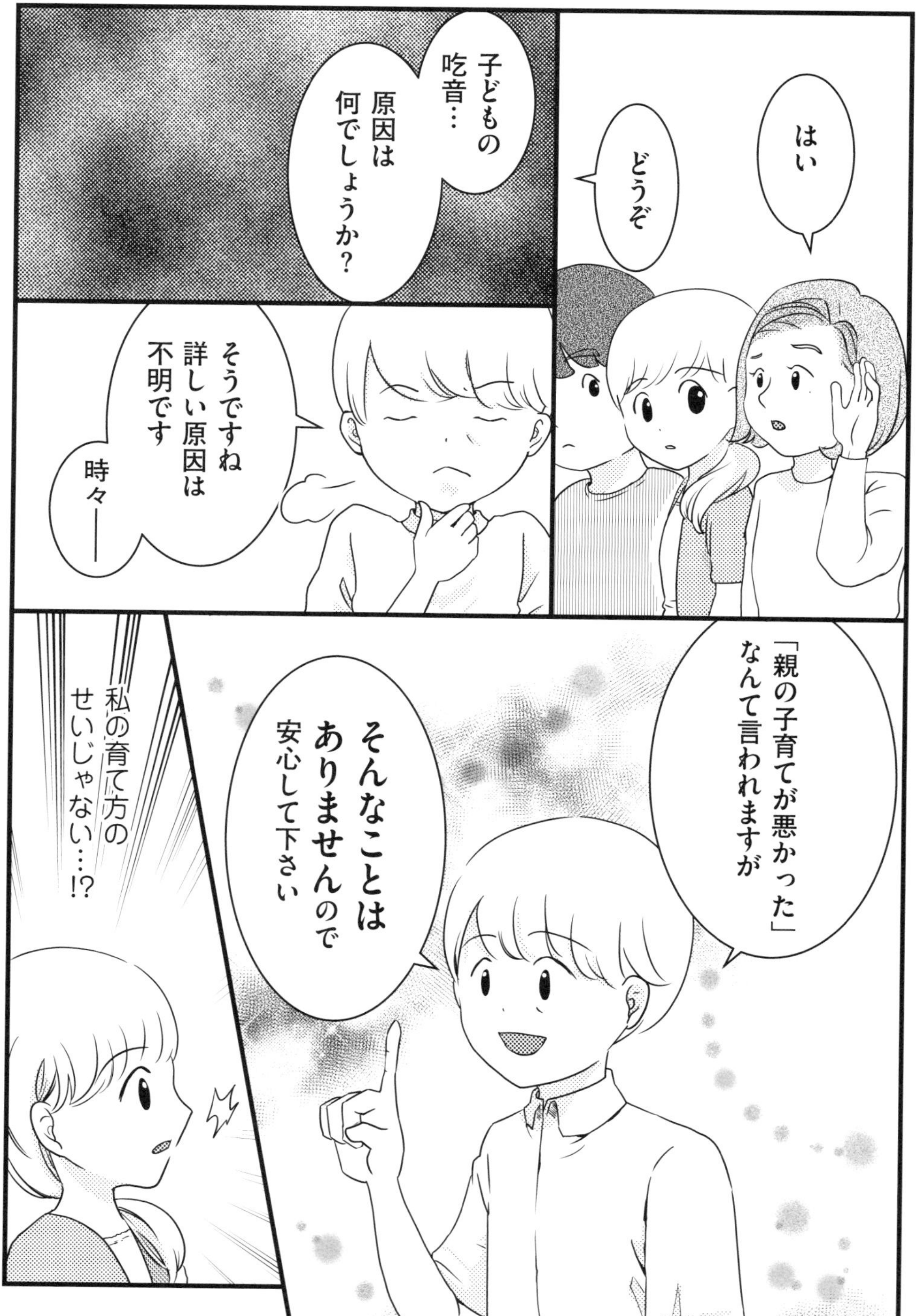
はい
どうぞ
子どもの吃音…
原因は何でしょうか？
そうですね
詳しい原因は不明です
時々――
「親の子育てが悪かった」なんて言われますが
そんなことはありませんので
安心して下さい
私の育て方のせいじゃない…!?

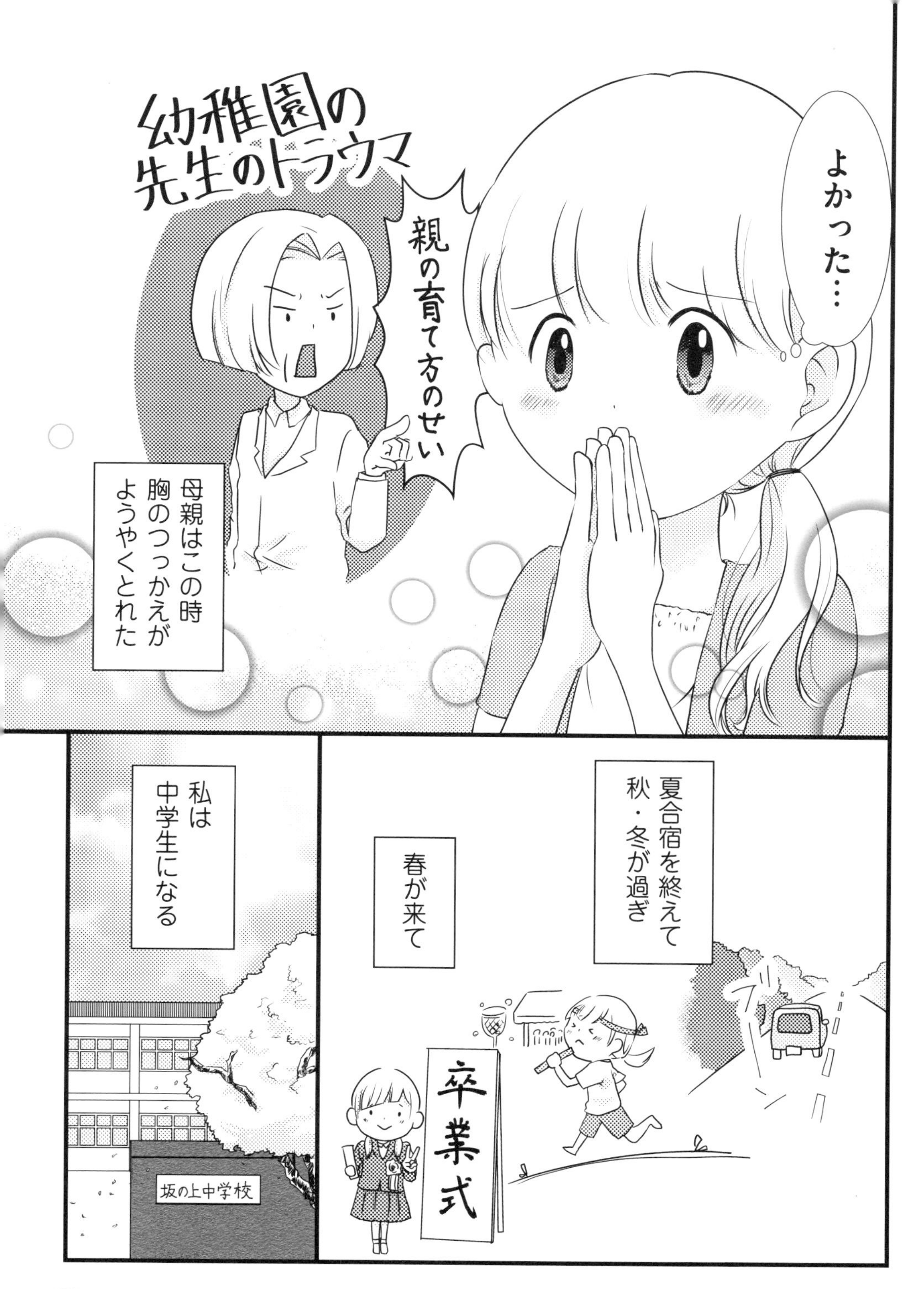

よかった…
幼稚園の
先生のトラウマ
親の育て方のせい
母親はこの時
胸のつっかえが
ようやくとれた
夏合宿を終えて
秋・冬が過ぎ
春が来て
卒業式
私は
中学生になる
坂の上中学校

解説②

学校生活と日常生活

医学博士　菊池良和

吃音のある子は、教室の中での会話、学校や社会の中で発表や発言する場面で、どう対応したらよいか困ってしまいます。

■教室の中で

友達との会話で吃音が出ると、次の３つの反応が返ってきます。

① 話し方を真似される
② 「なんで、そんな話し方するの?」
③ 笑われる

本人は「わざとくり返してるわけじゃない」「吃音があるから」と説明してわかってもらいたいのですが、毎回一人ひとりに説明するのは疲れます。説明したからといってわかってもらえるとはかぎりません。ちゃんと理解している先生（必要ならば親）がクラスで、「わざとじゃないから、笑ったり、真似をしないで」と説明してくれると効果があります。学校は教育の場であり、低学年のうちから、吃音のある子との接し方を教えてください。

■学校、社会では

クラスでの自己紹介、音読、発表、遊びの場面、日直の仕事（号令、朝の会、帰りの会）、卒業式、高校・大学入試の口頭試問、就職面接など、どうしても発言をしなければならない機会があります。吃音に対して否定的な反応をたびたび体験すると、吃音が出ることの不安

第 3 章

伝われ！
吃音の感覚

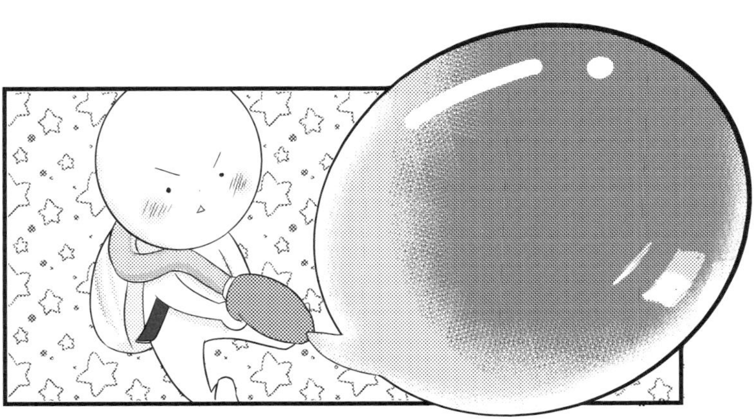

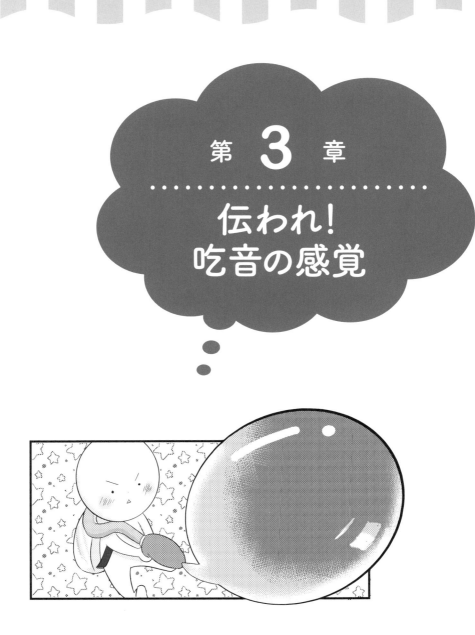

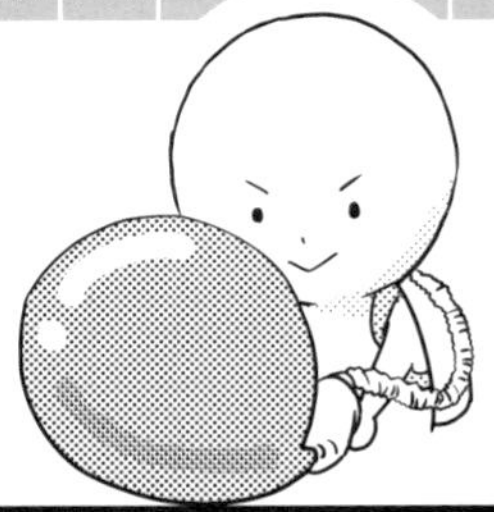

吃音という「感覚」

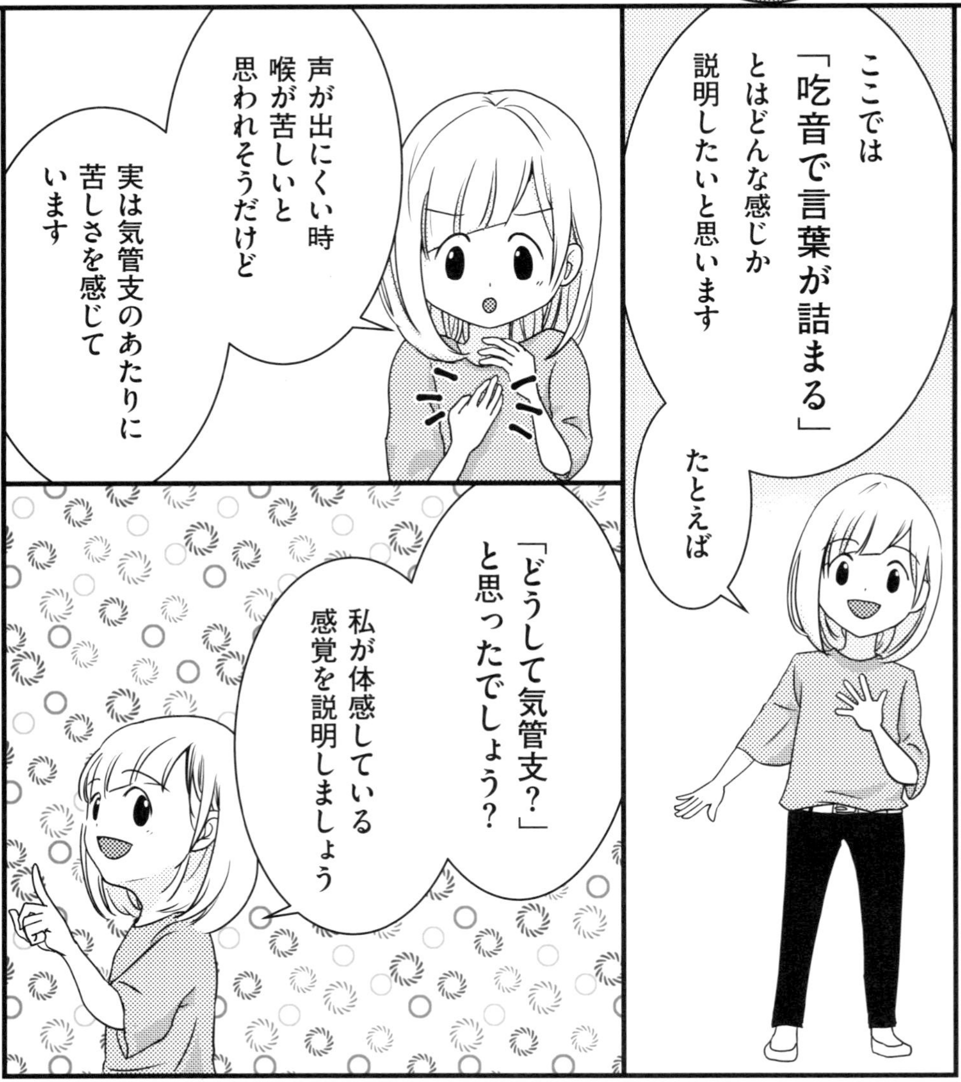

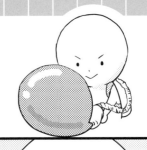

ここでは「吃音で言葉が詰まる」とはどんな感じか説明したいと思います
たとえば
声が出にくい時喉が苦しいと思われそうだけど
実は気管支のあたりに苦しさを感じています
「どうして気管支？」と思ったでしょう？
私が体感している感覚を説明しましょう

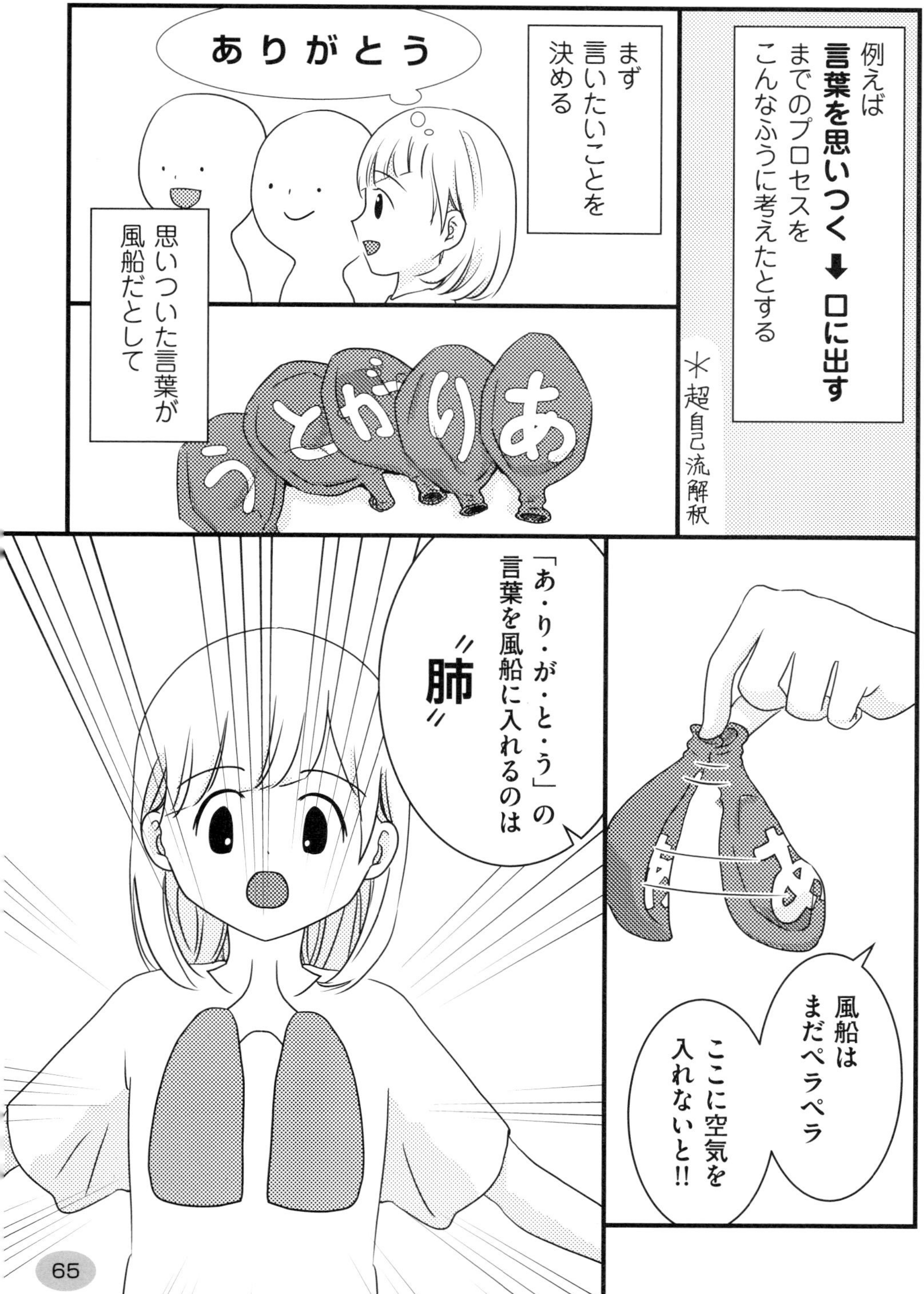
例えば
言葉を思いつく⬇口に出す
までのプロセスを
こんなふうに考えたとする
＊超自己流解釈
まず
言いたいことを
決める
ありがとう
思いついた言葉が
風船だとして
あ
り
が
と
う
風船は
まだペラペラ
ここに空気を
入れないと!!
「あ・り・が・と・う」の
言葉を風船に入れるのは
〝肺〟

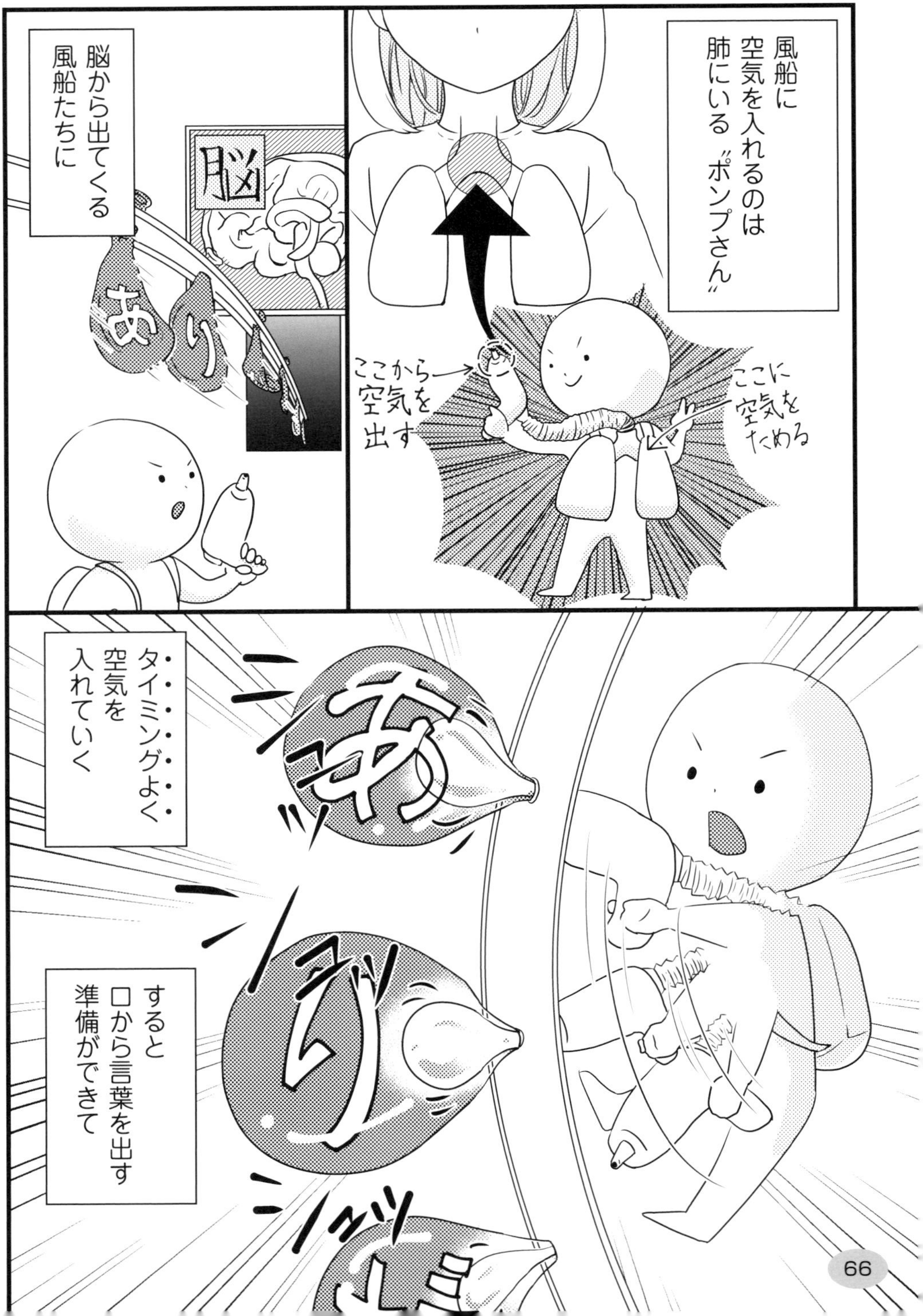
風船に
空気を入れるのは
肺にいる〝ポンプさん〟
ここから
空気を
出す
ここに
空気を
ためる
脳から出てくる
風船たちに
脳
あ
り
タイミングよく
空気を
入れていく
すると
口から言葉を出す
準備ができて

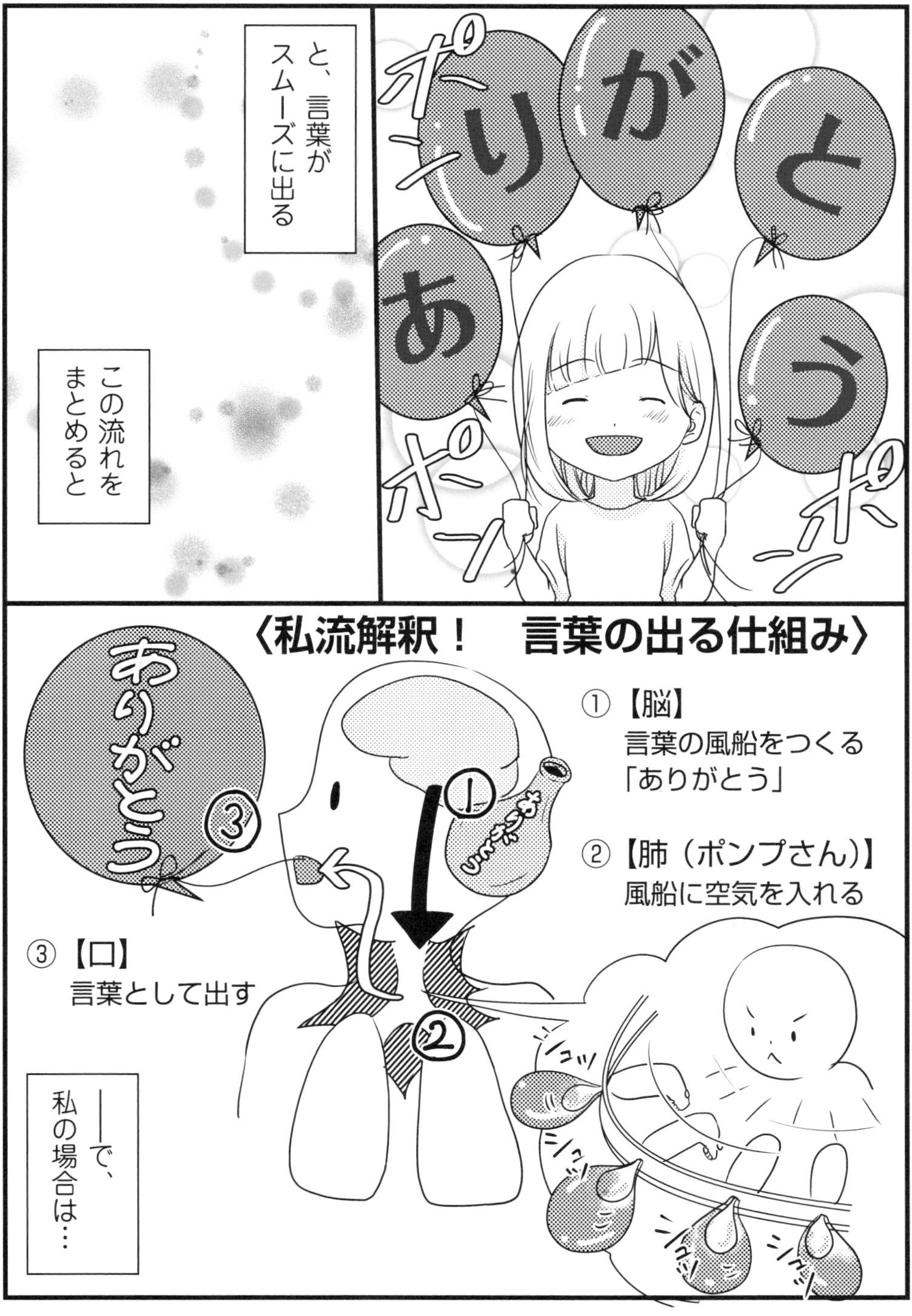
ポーン
ありがとう
ポーン
ポーン
と、言葉がスムーズに出る
この流れをまとめると
〈私流解釈！　言葉の出る仕組み〉
①【脳】
言葉の風船をつくる
「ありがとう」
②【肺（ポンプさん）】
風船に空気を入れる
ありがとう
③【口】
言葉として出す
ーーで、私の場合は…

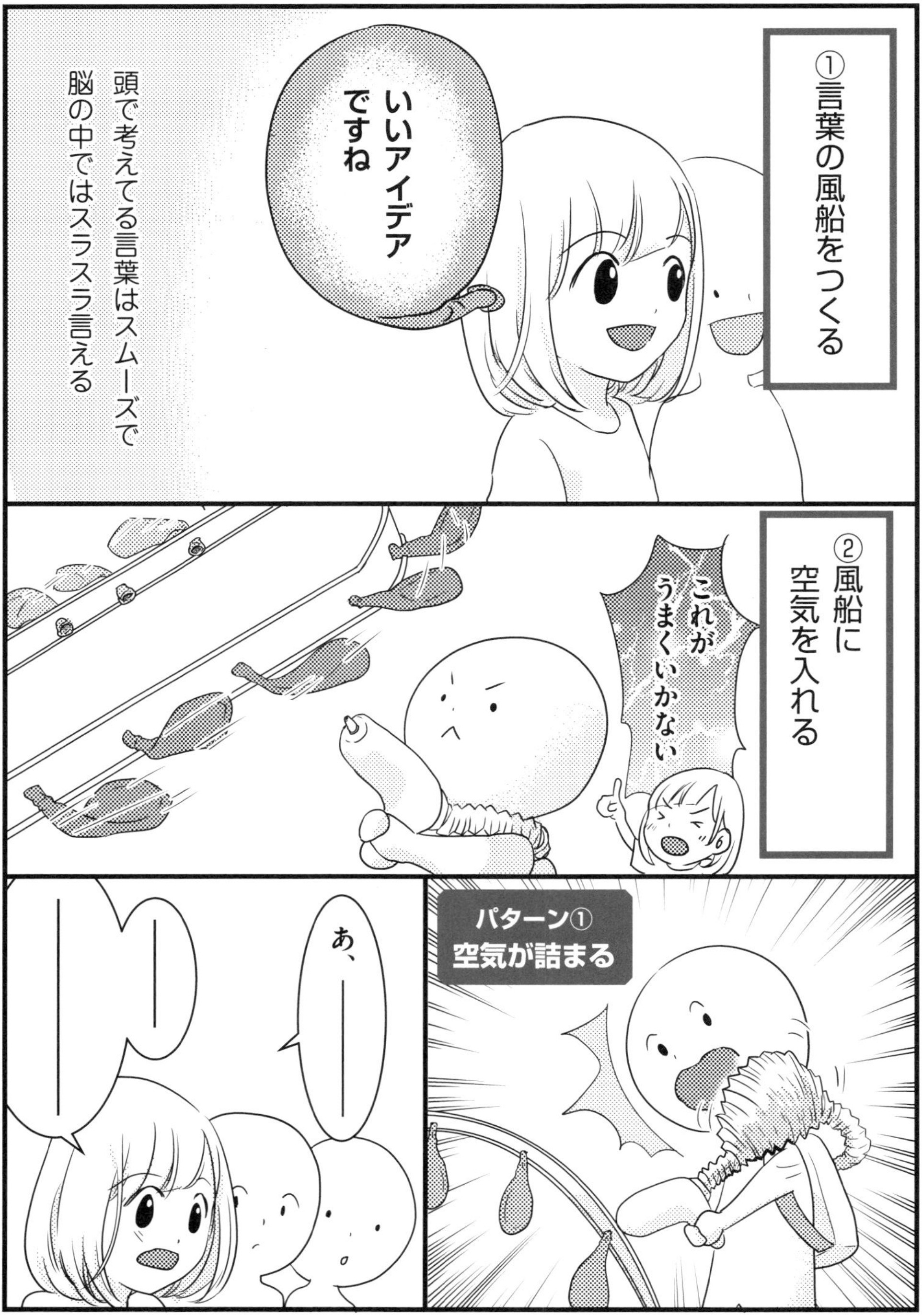

①言葉の風船をつくる
いいアイデアですね
頭で考えてる言葉はスムーズで脳の中ではスラスラ言える
②風船に空気を入れる
これがうまくいかない
パターン①
空気が詰まる
あ、――――
――――

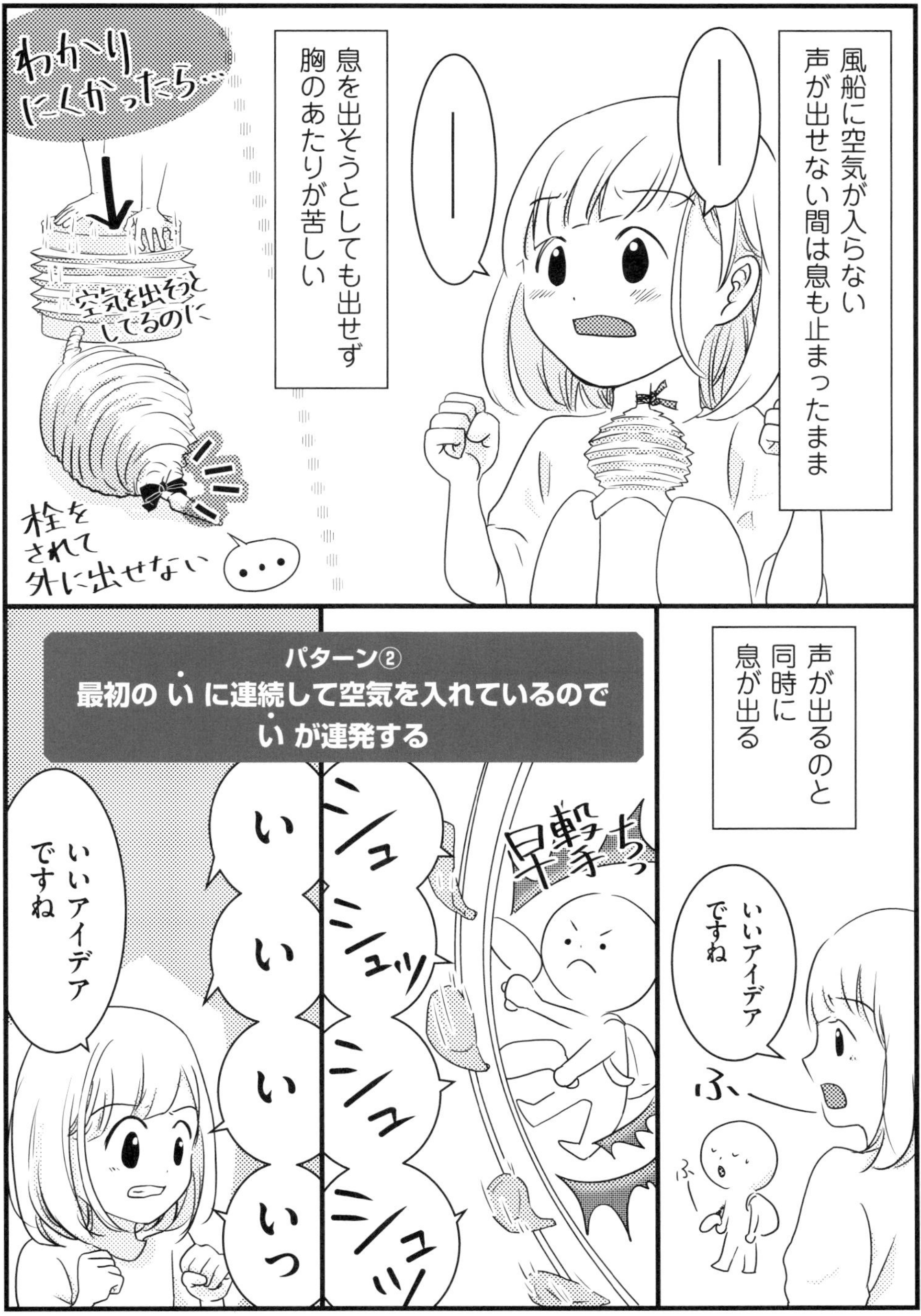

風船に空気が入らない
声が出せない間は息も止まったまま
ー
ー
息を出そうとしても出せず
胸のあたりが苦しい
わかりにくかったら…
空気を出そうとしてるのに
栓をされて
外に出せない
・・・
声が出るのと
同時に
息が出る
いいアイデアですね
ふー
ふー
パターン②
最初のいに連続して空気を入れているので
いが連発する
シュシュッ
シュシュシュッ
いいいいっ
いいアイデアですね

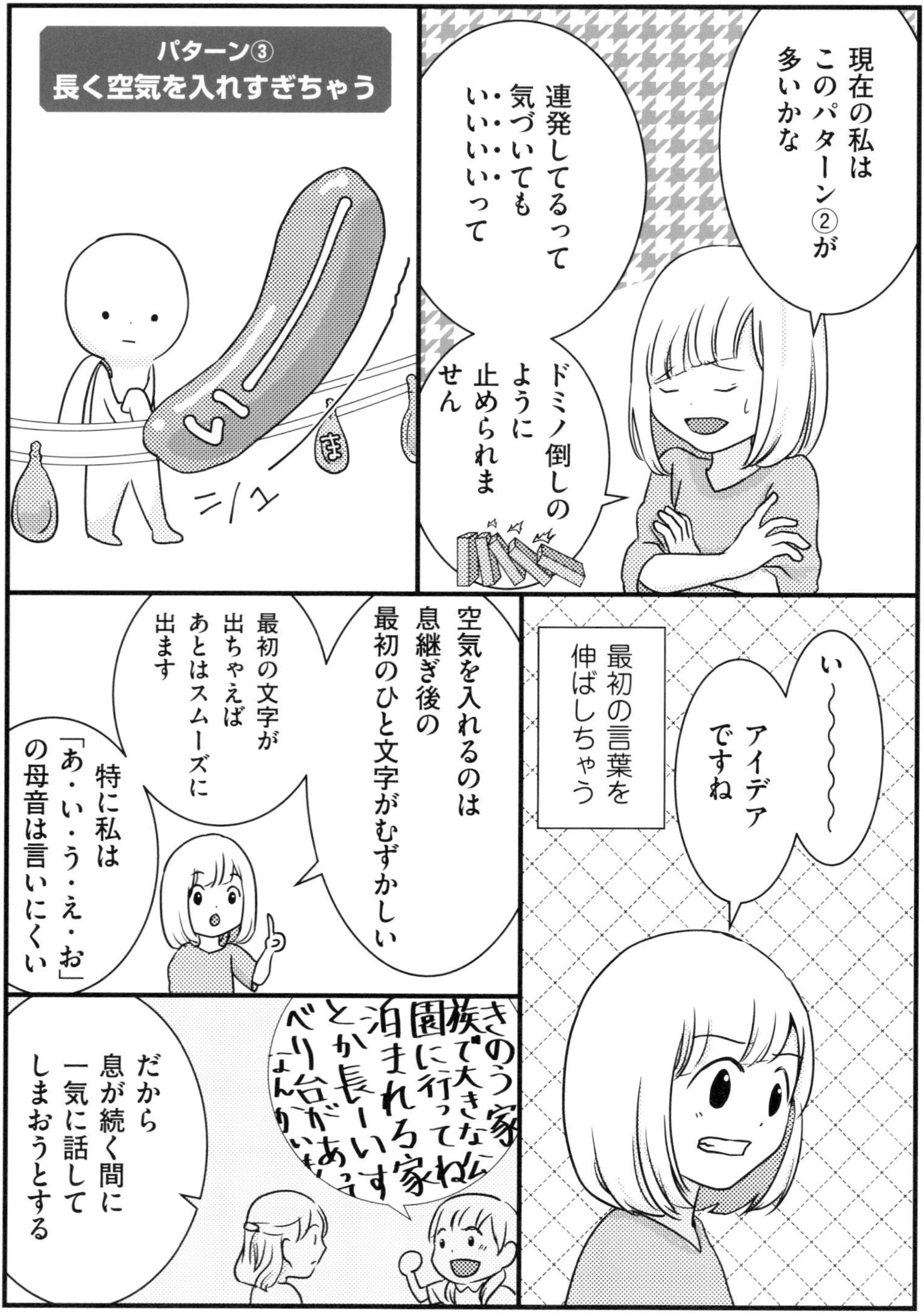
現在の私は
このパターン②が
多いかな
連発してるって
気づいても
いいいいいいって
ドミノ倒しの
ように
止められま
せん
パターン③
長く空気を入れすぎちゃう
い
ま
最初の言葉を
伸ばしちゃう
い〜〜〜
アイデア
ですね
空気を入れるのは
息継ぎ後の
最初のひと文字がむずかしい
最初の文字が
出ちゃえば
あとはスムーズに
出ます
特に私は
「あ・い・う・え・お」
の母音は言いにくい
きのう家族で大きな公園に行ってね泊まれる家とか長ーいすべり台があって
だから
息が続く間に
一気に話して
しまおうとする

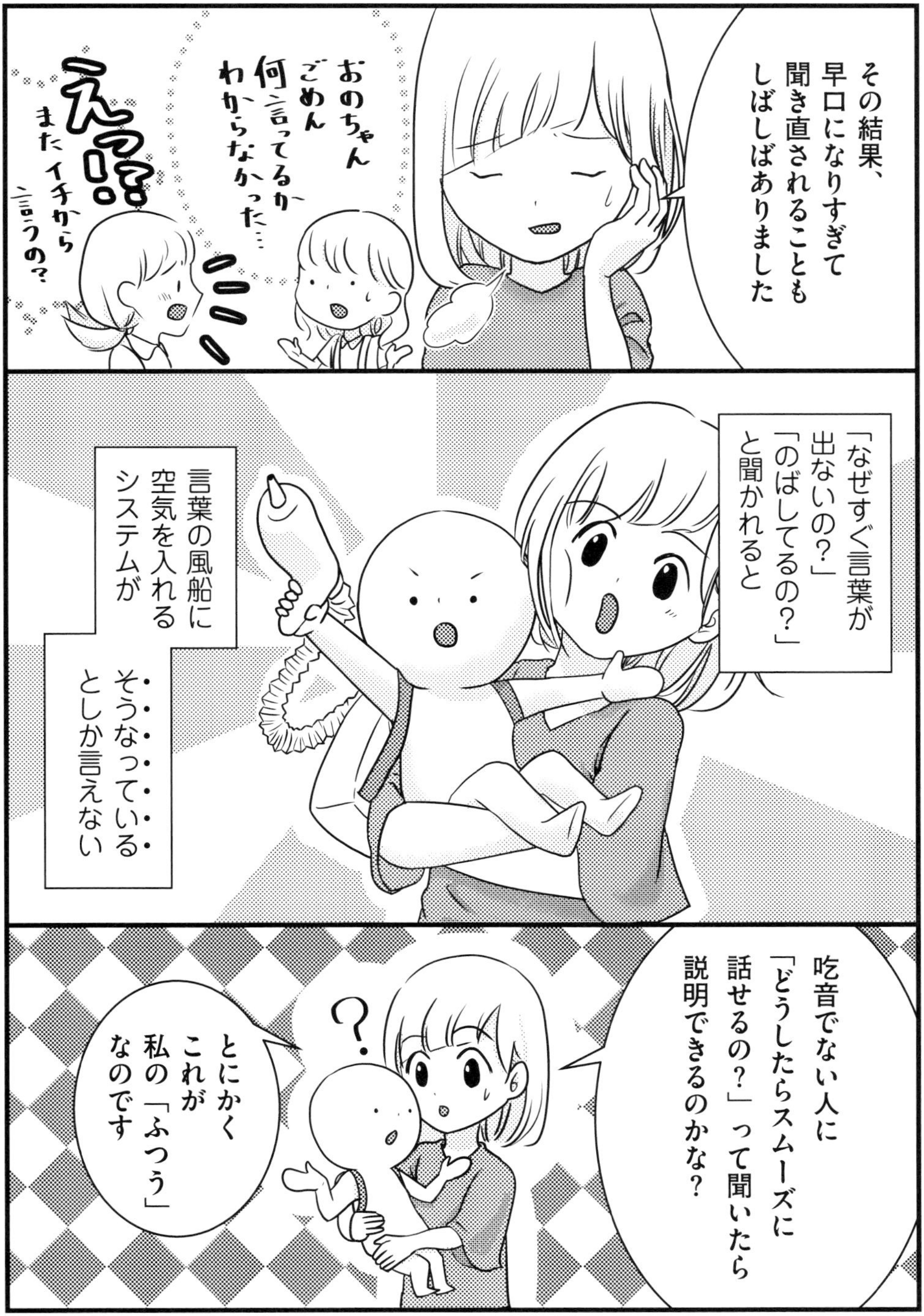
その結果、早口になりすぎて聞き直されることもしばしばありました
おのちゃん ごめん 何言ってるか わからなかった…
えっ？？
また イチから 言うの？
「なぜすぐ言葉が出ないの？」「のばしてるの？」と聞かれると
言葉の風船に空気を入れるシステムが
そうなっている……としか言えない
吃音でない人に「どうしたらスムーズに話せるの？」って聞いたら説明できるのかな？
？
とにかくこれが私の「ふつう」なのです

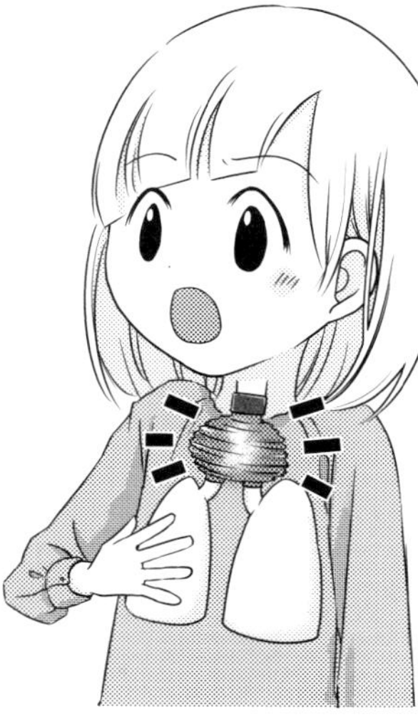

うまく空気が
吐き出せないまま
胸のところで
つっかえるので、
話す＝息苦しいこと
という感覚がふつうです。

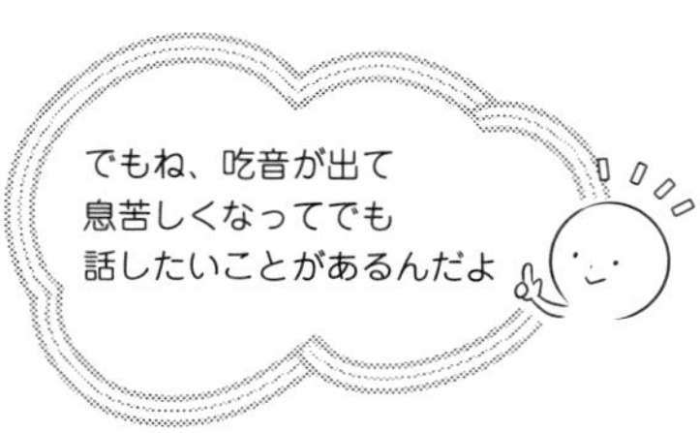
でもね、吃音が出て
息苦しくなってでも
話したいことがあるんだよ

第 4 章

目立たず、こっそりと。

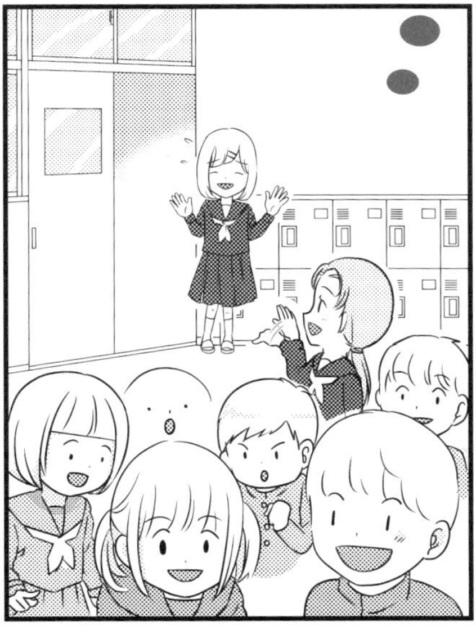

「全校生徒の前で
クラス紹介してくれないかな？」

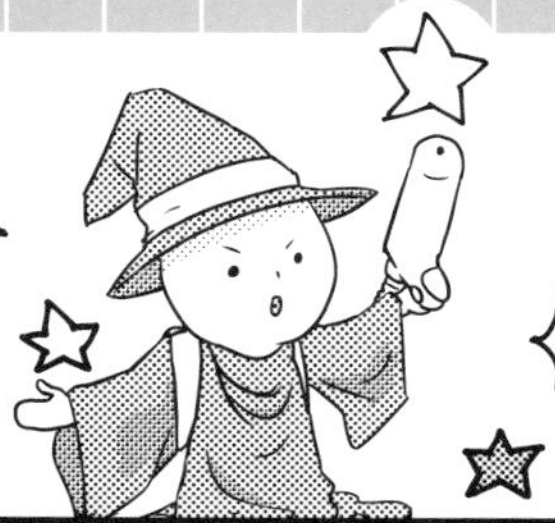

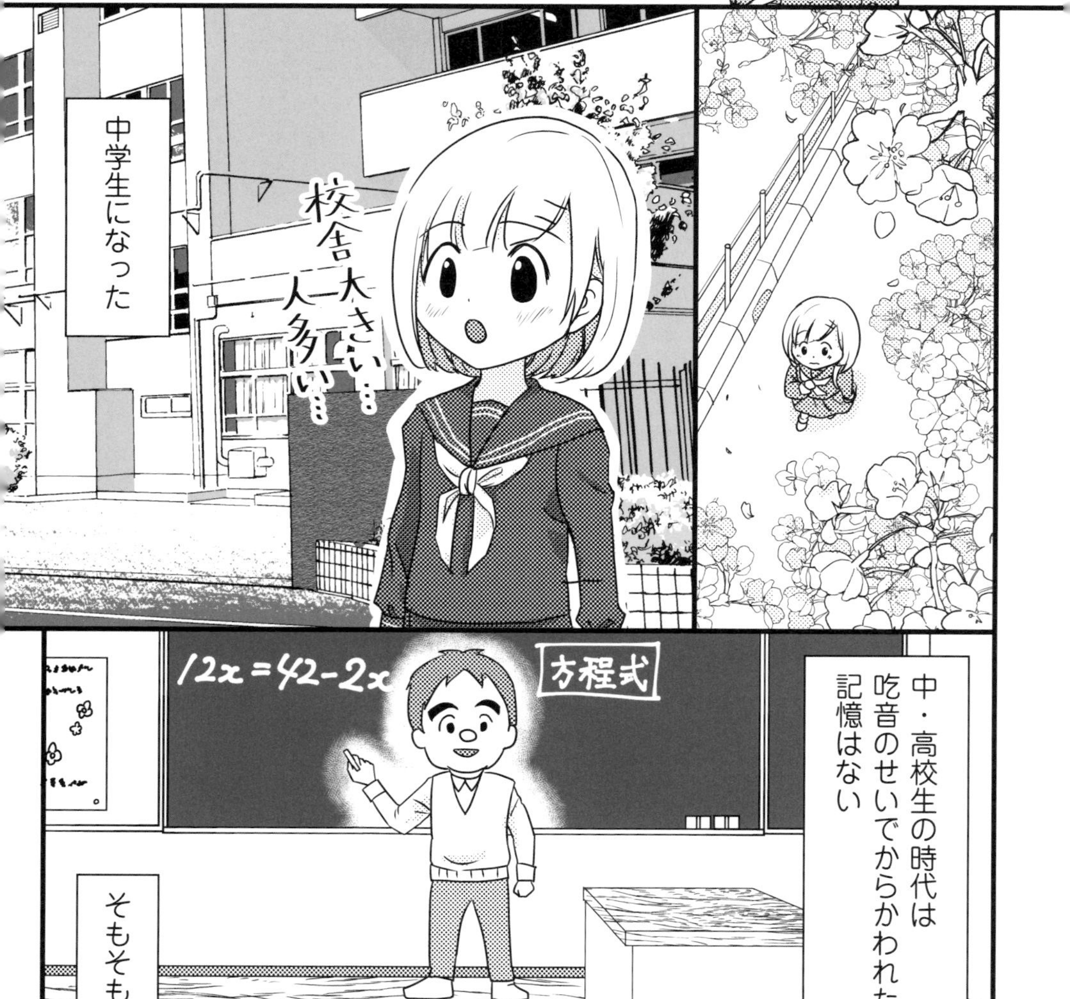
中学生になった
校舎大きい…
人多い…
中・高校生の時代は吃音のせいでからかわれた記憶はない
12x=42-2x
方程式
そもそも…

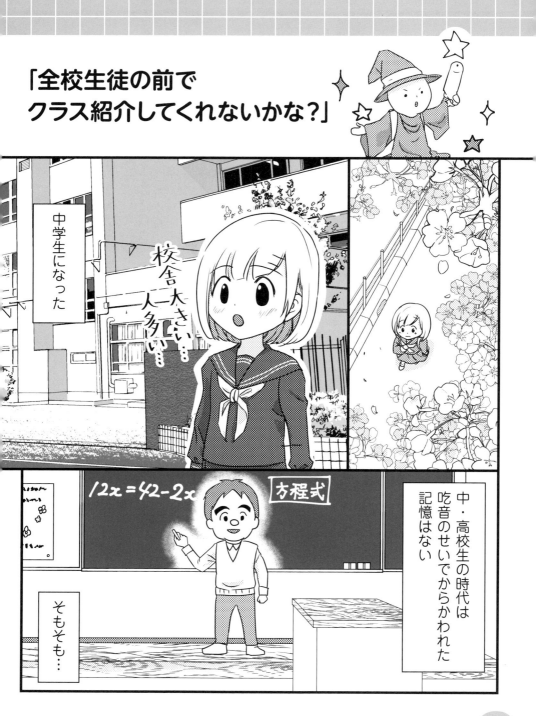

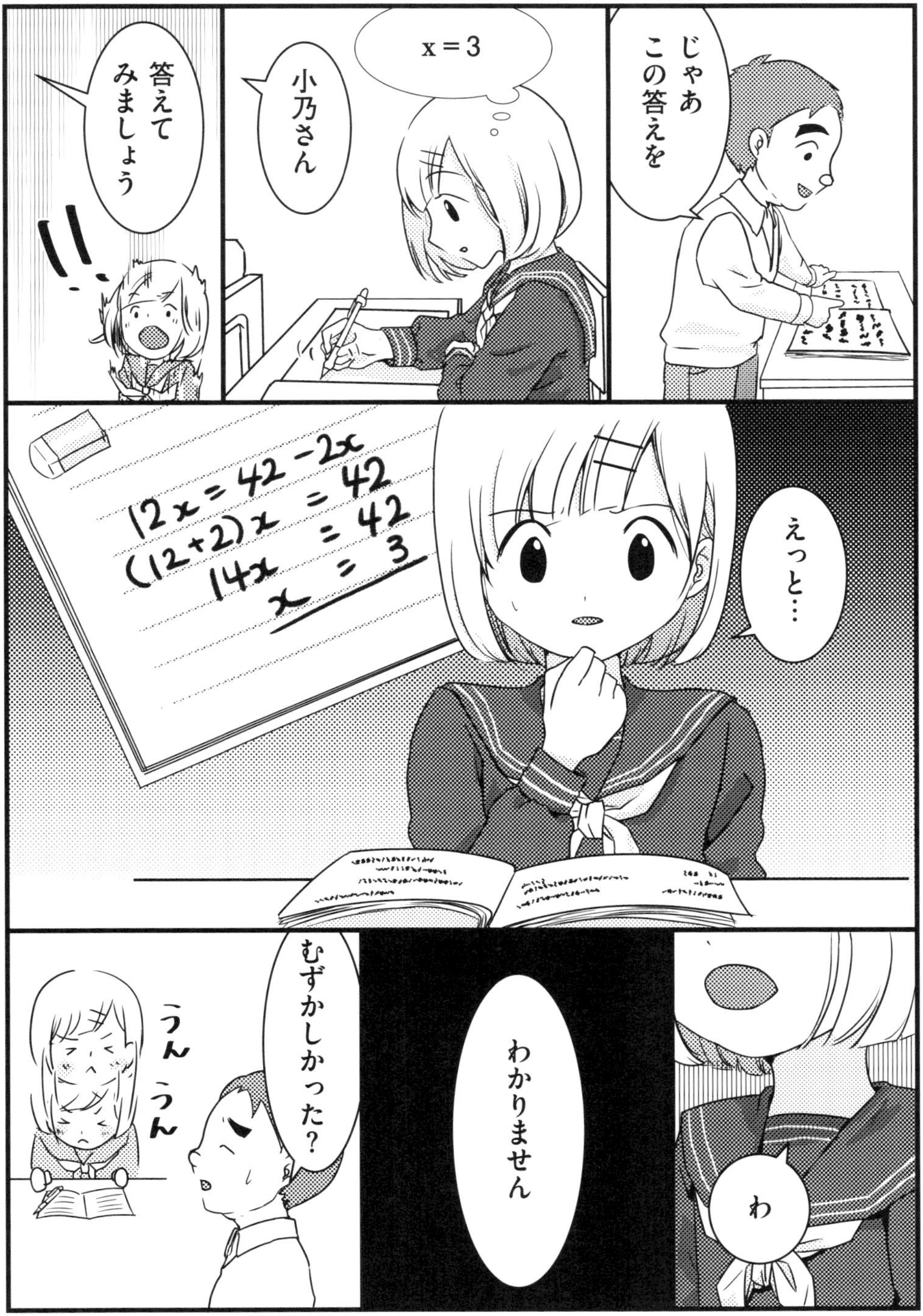
じゃあ
この答えを
x = 3
小乃さん
答えて
みましょう
12x = 42 − 2x
(12+2)x = 42
14x = 42
x = 3
えっと…
わ
わかりません
むずかしかった?
うん うん

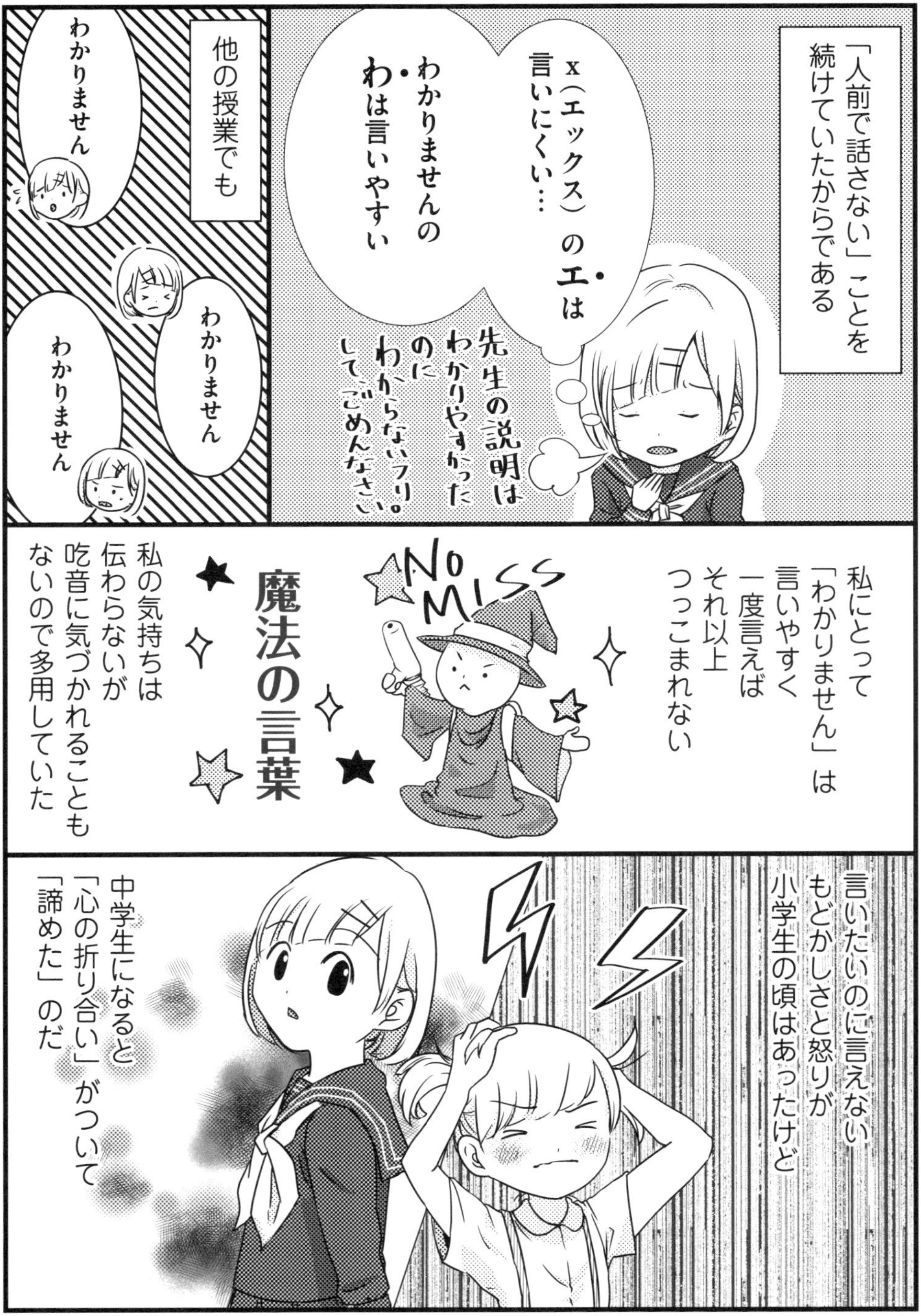
「人前で話さない」ことを続けていたからである
x（エックス）のエ・は言いにくい…
わかりませんのわ・は言いやすい
先生の説明はわかりやすかったのにわからないフリしてごめんなさい。
他の授業でも
わかりません
わかりません
わかりません
私にとって「わかりません」は言いやすく一度言えばそれ以上つっこまれない
NO MISS
魔法の言葉
私の気持ちは伝わらないが吃音に気づかれることもないので多用していた
言いたいのに言えないもどかしさと怒りが小学生の頃はあったけど
中学生になると「心の折り合い」がついて「諦めた」のだ

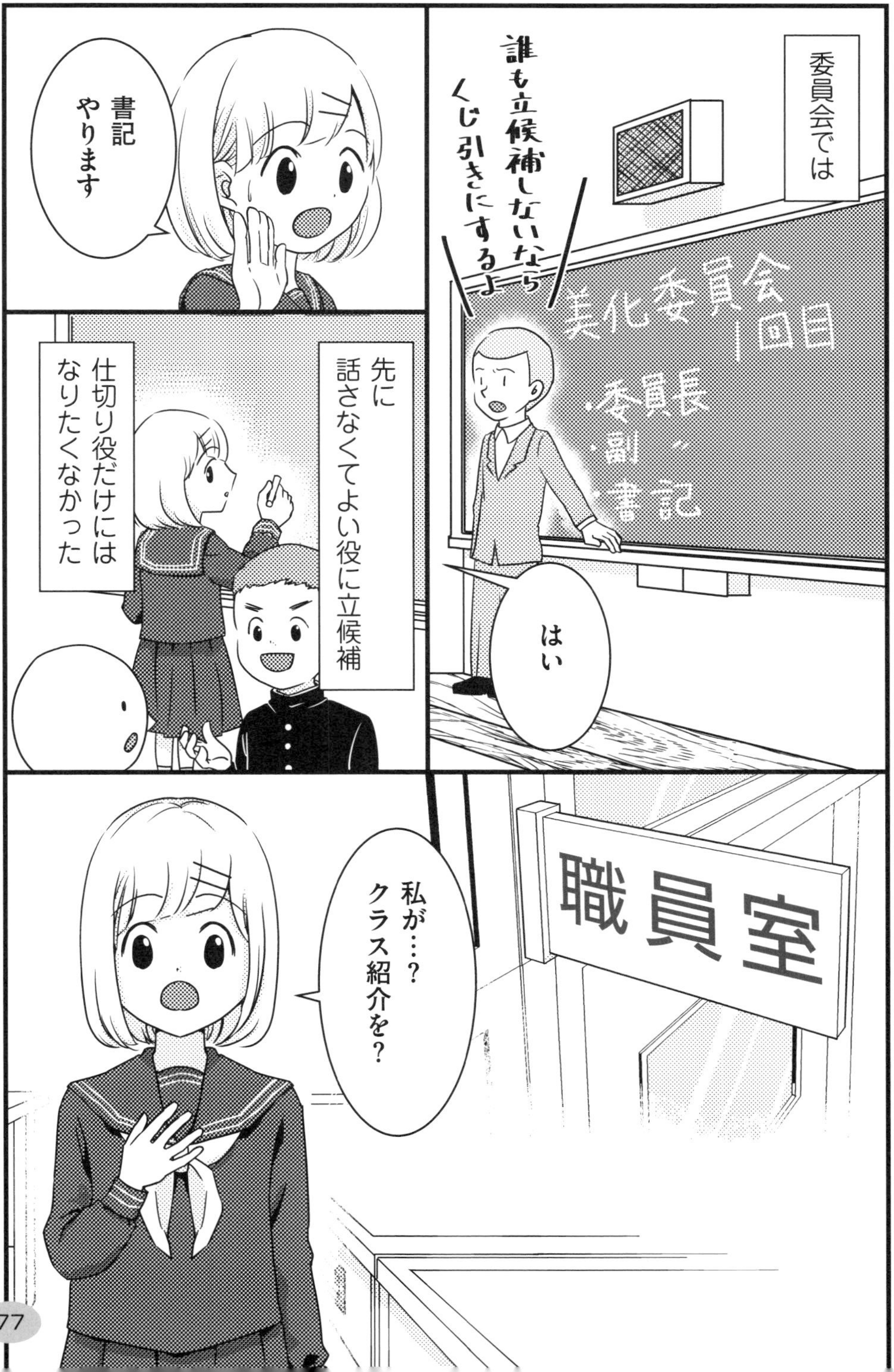
委員会では
誰も立候補しないなら くじ引きにするよ
美化委員会 1回目
・委員長
・副 〃
・書記
はい
書記 やります
先に 話さなくてよい役に立候補
仕切り役だけには なりたくなかった
職員室
私が…? クラス紹介を?

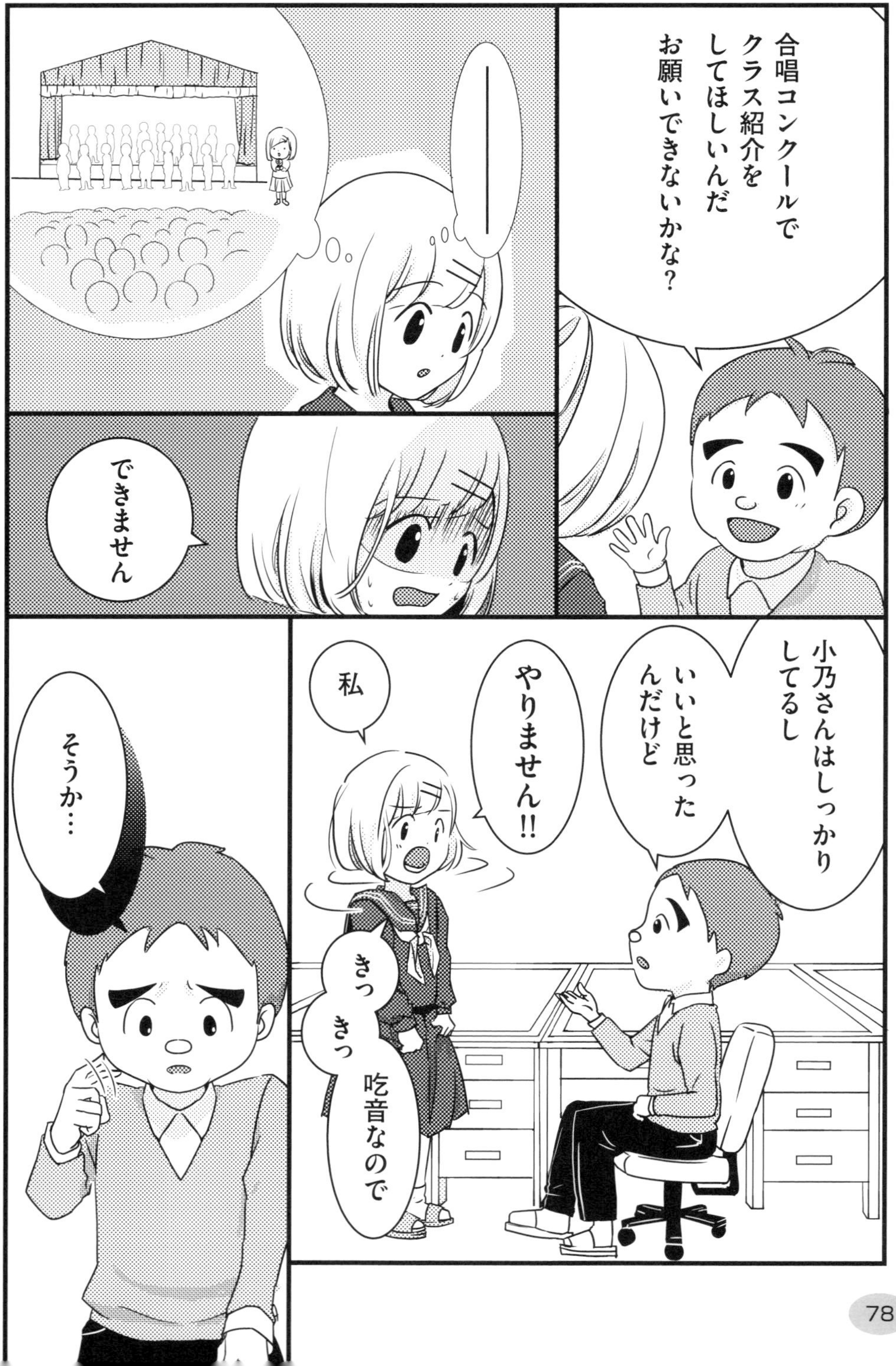

合唱コンクールでクラス紹介をしてほしいんだお願いできないかな？
――
できません
小乃さんはしっかりしてるし
いいと思ったんだけど
やりません!!
私
きっ
きっ
吃音なので
そうか…

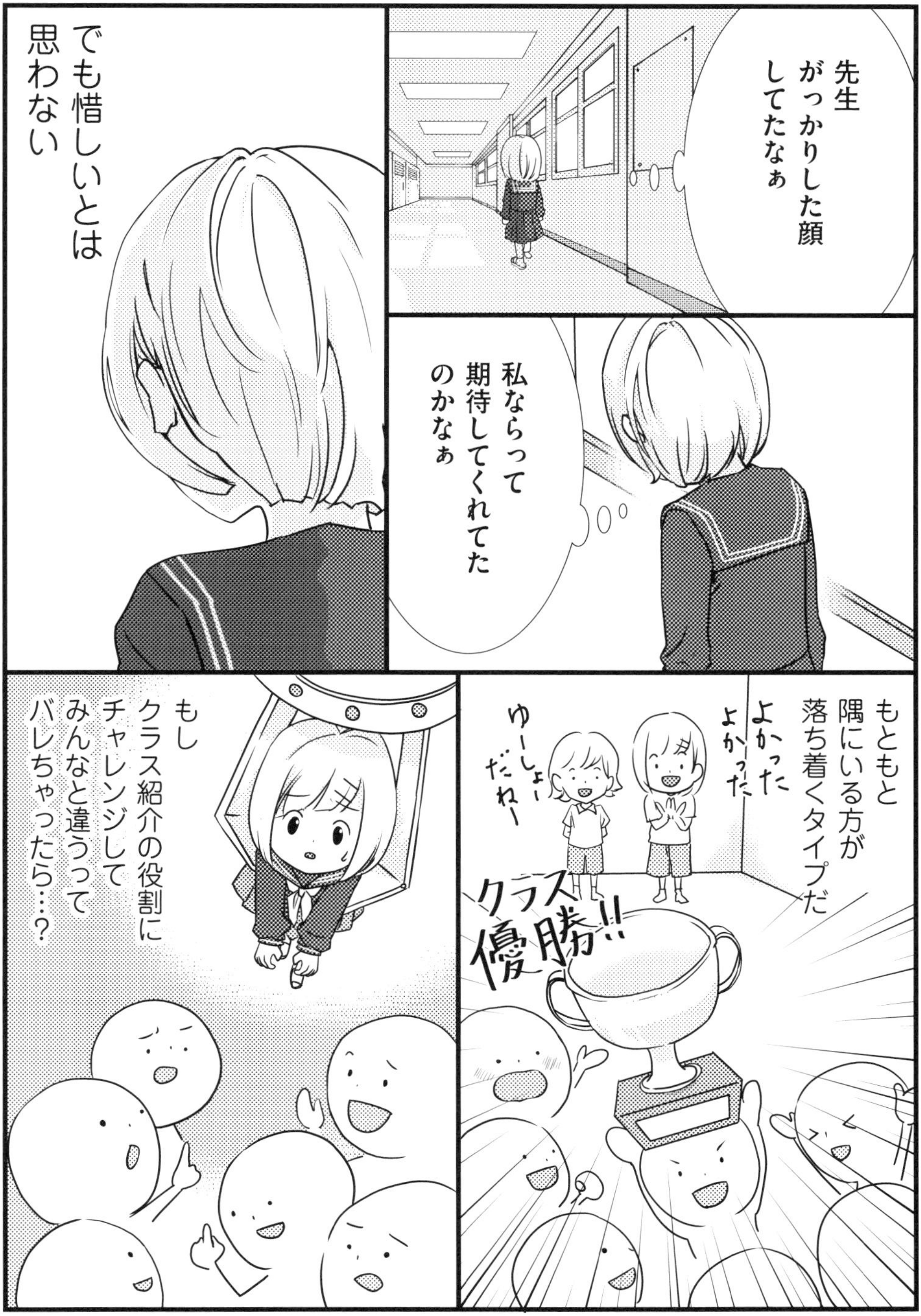
先生
がっかりした顔
してたなぁ
私ならって
期待してくれてた
のかなぁ
でも惜しいとは
思わない
もともと
隅にいる方が
落ち着くタイプだ
よかった
よかった
ゆーしょー
だねー
クラス
優勝!!
もし
クラス紹介の役割に
チャレンジして
みんなと違うって
バレちゃったら…？

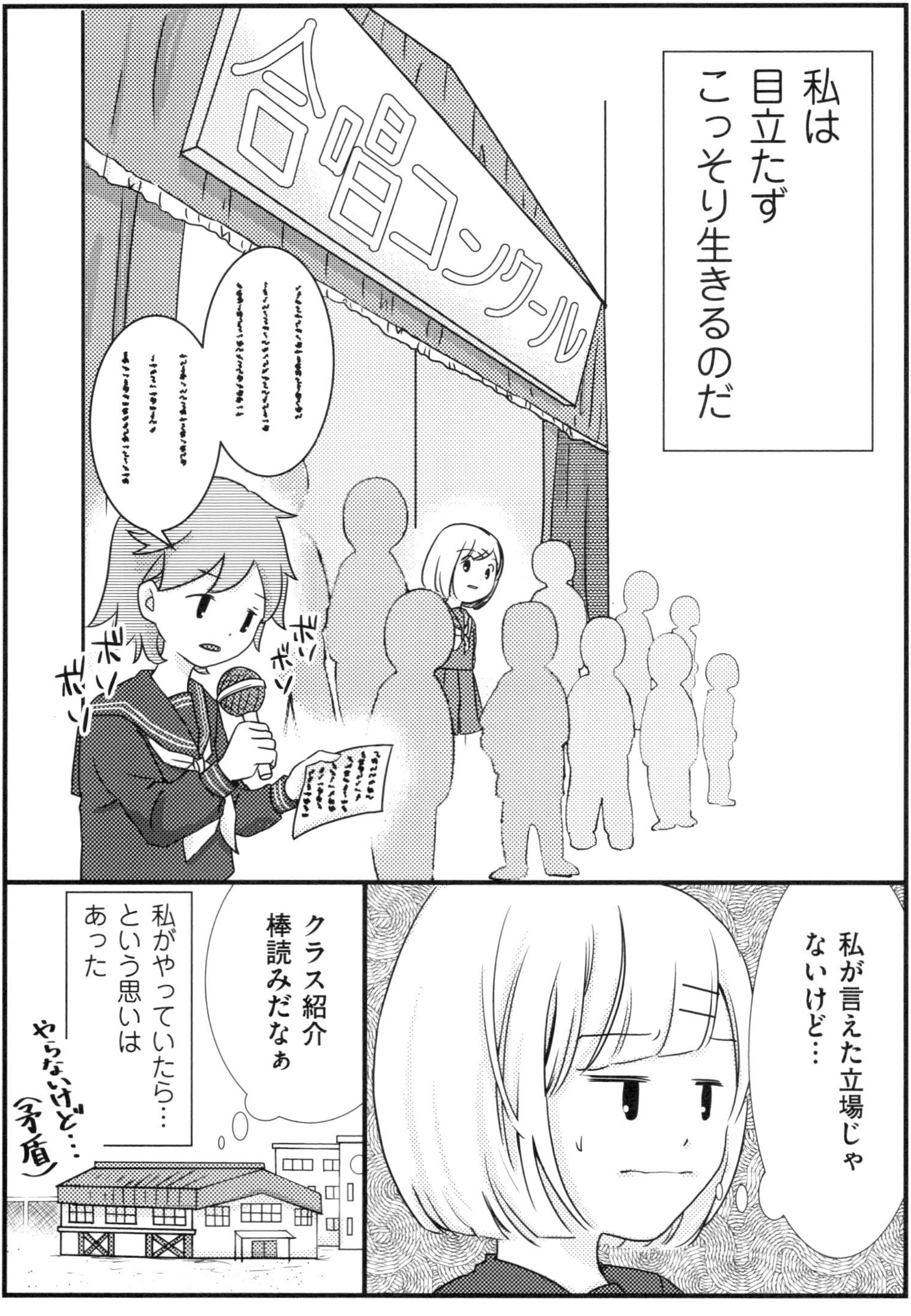
私は
目立たず
こっそり生きるのだ
合唱コンクール
ボソボソ
ボソボソ
私が言えた立場じゃ
ないけど…
クラス紹介
棒読みだなぁ
私がやっていたら…
という思いは
あった
やらないけど…
(矛盾)

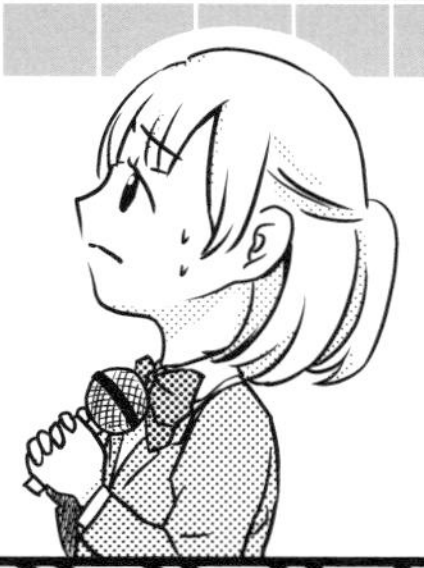

部員獲得のために！

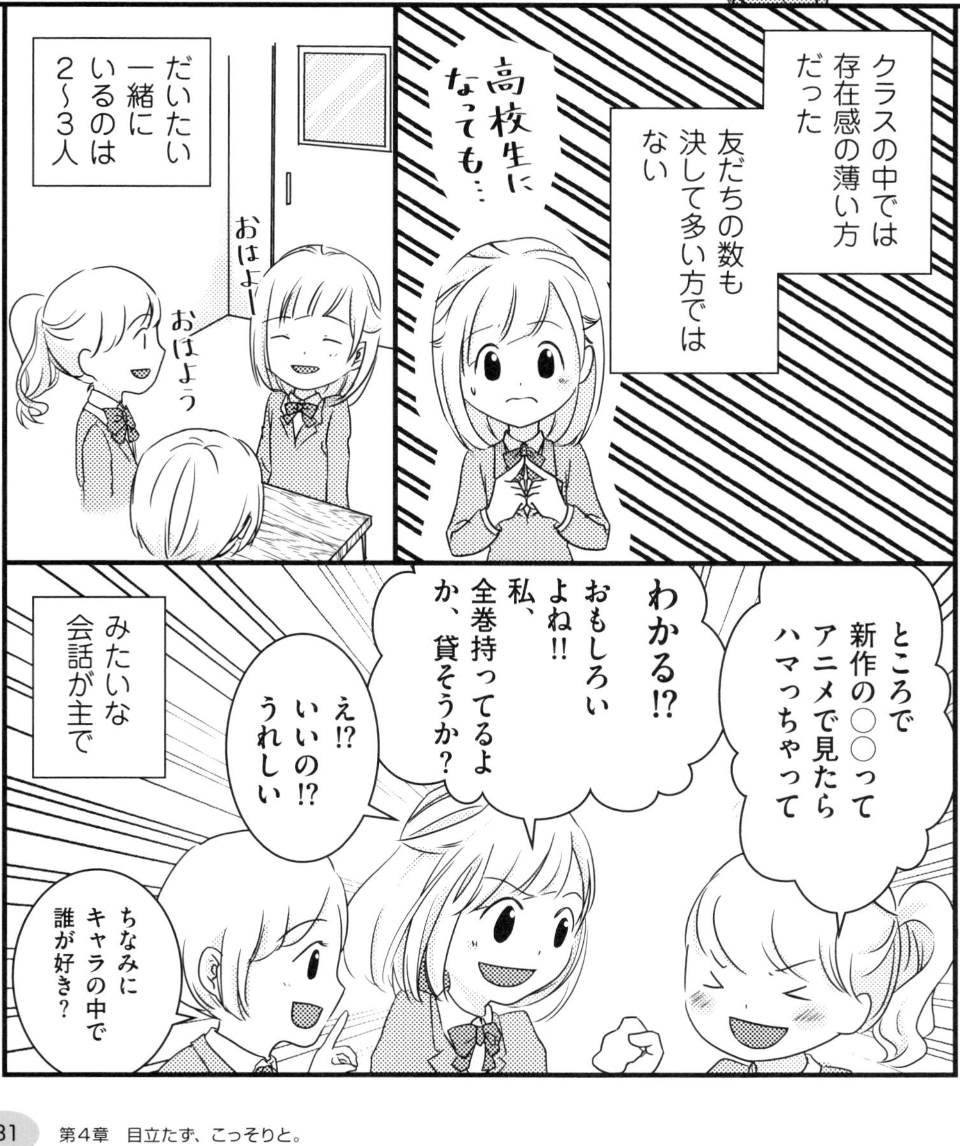

クラスの中では存在感の薄い方だった
友だちの数も決して多い方ではない
高校生になっても…
だいたい一緒にいるのは2～3人
おはよー
おはよう
ところで新作の○○ってアニメで見たらハマっちゃって
わかる!? おもしろいよね!! 私、全巻持ってるよか、貸そうか？
え!? いいの!? うれしい
みたいな会話が主で
ちなみにキャラの中で誰が好き？

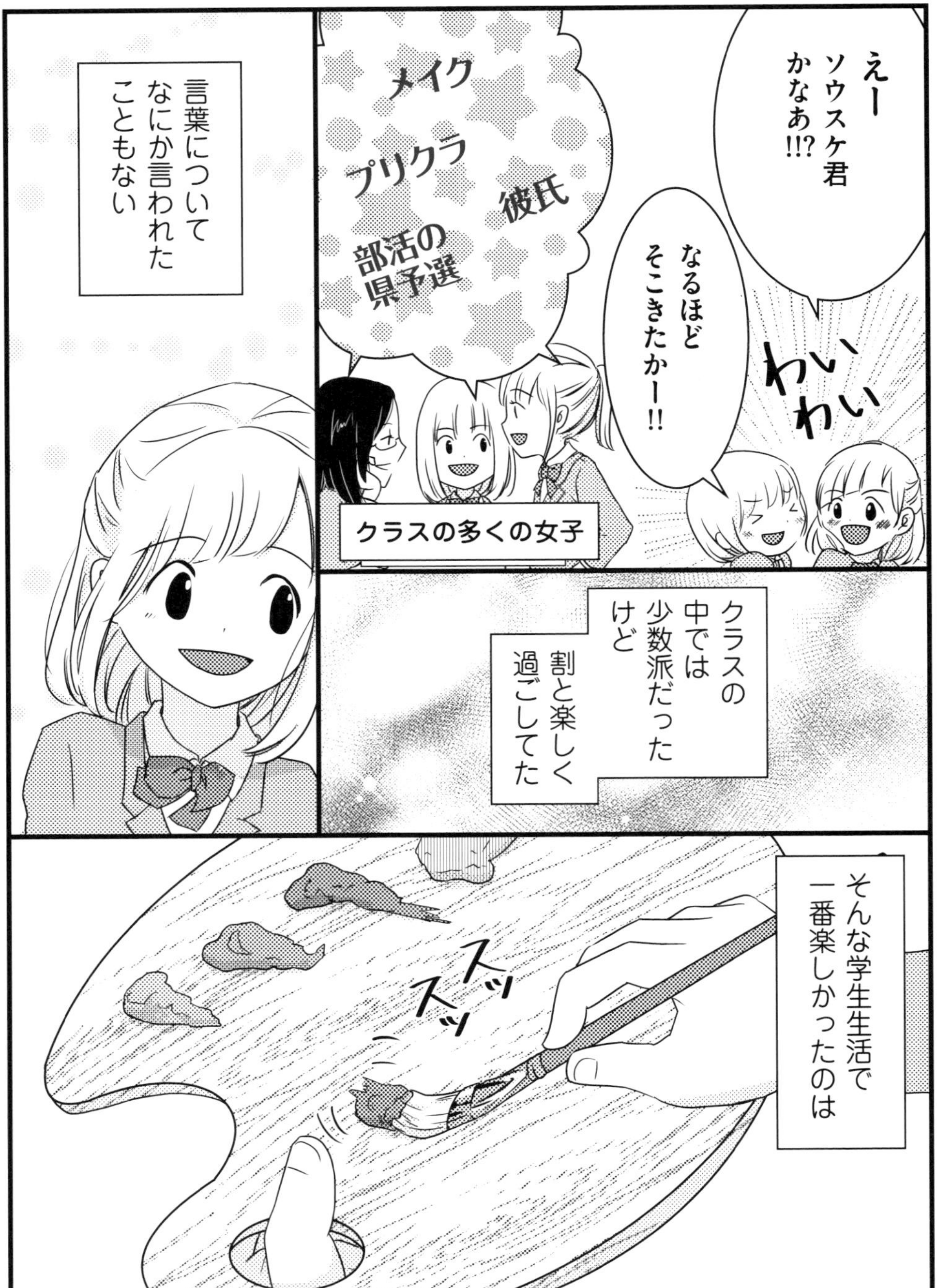

えー
ソウスケ君
かなあ!!?
なるほど
そこきたかー!!
わいわい
メイク
プリクラ
彼氏
部活の県予選
クラスの多くの女子
言葉について
なにか言われた
こともない
クラスの
中では
少数派だった
けど
割と楽しく
過ごしてた
そんな学生生活で
一番楽しかったのは
スッ
スッ

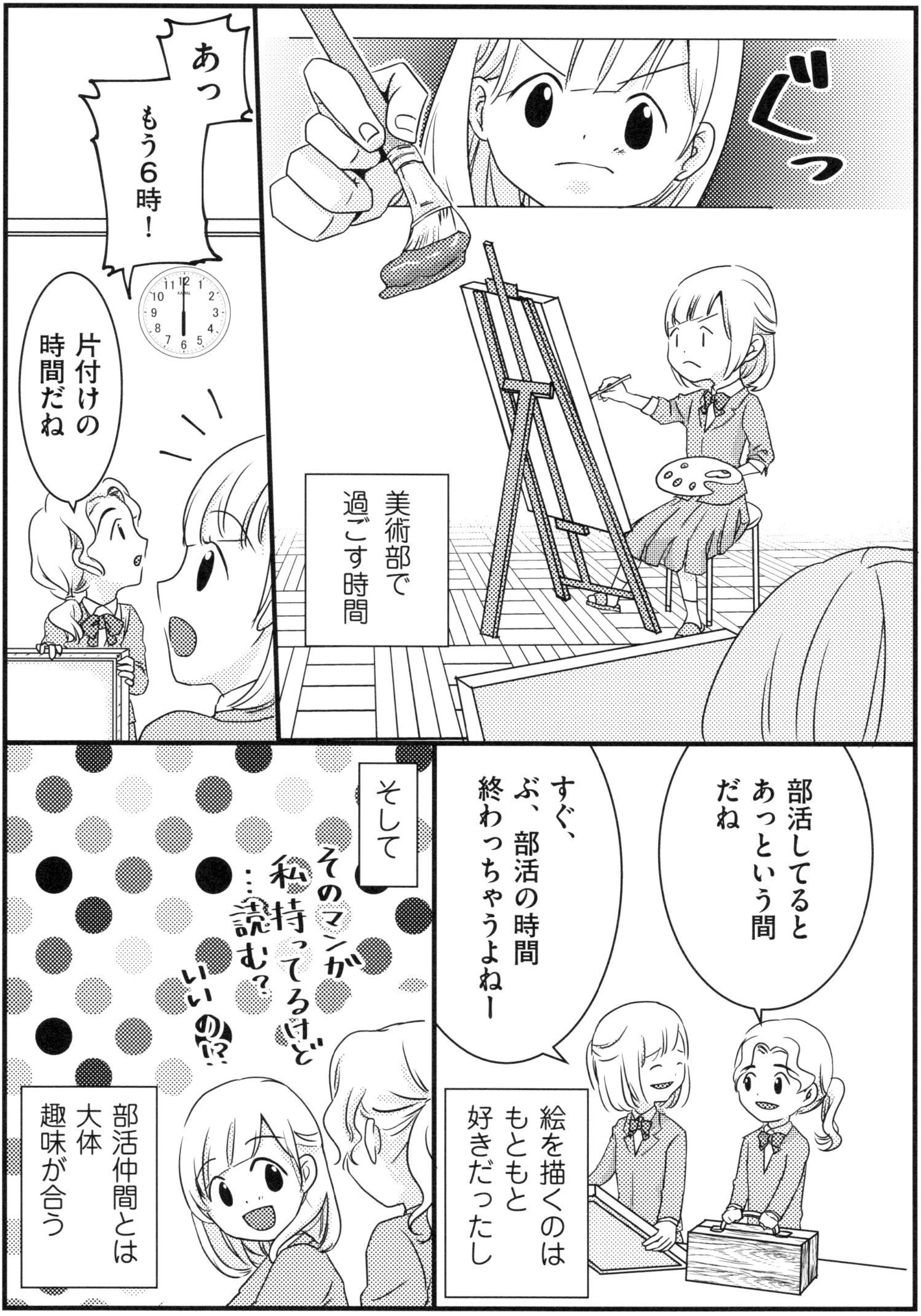
ぐっ
美術部で過ごす時間
あっ
もう6時！
片付けの時間だね
部活してるとあっという間だね
すぐ、ぶ、部活の時間終わっちゃうよねー
絵を描くのはもともと好きだったし
そして
部活仲間とは大体趣味が合う
そのマンガ私持ってるけど…読む？
いいの!?

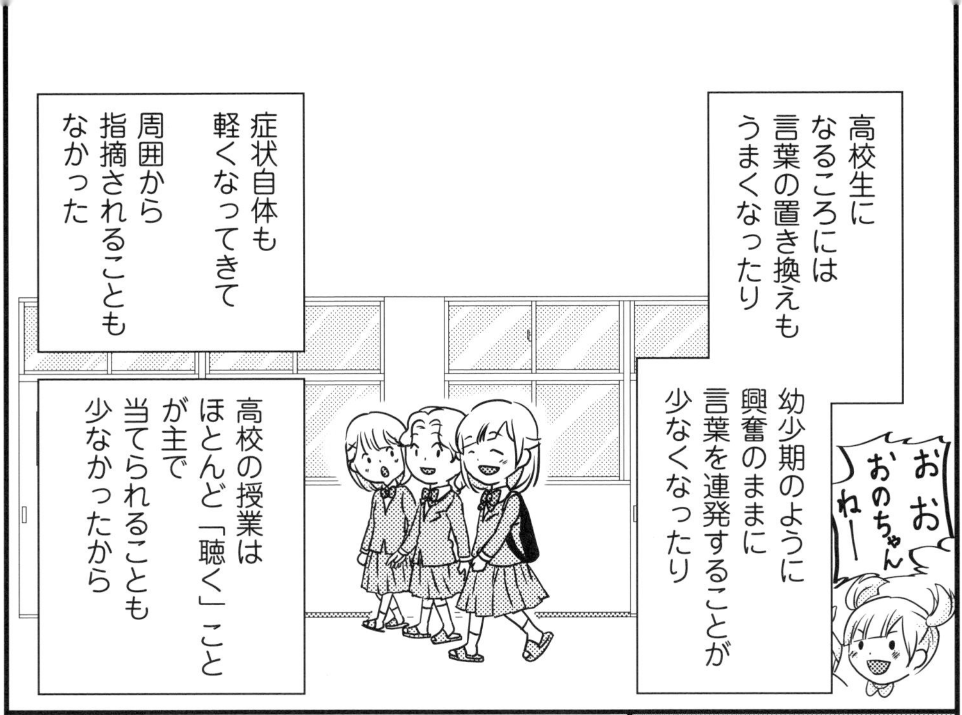

高校生になるころには言葉の置き換えもうまくなったり
幼少期のように興奮のままに言葉を連発することが少なくなったり
おお おのちゃんねー
症状自体も軽くなってきて周囲から指摘されることもなかった
高校の授業はほとんど「聴く」ことが主で当てられることも少なかったから

吃音であることはあまり意識しなかった

ちなみに当時の気持ちをランキングにするとこんな感じ

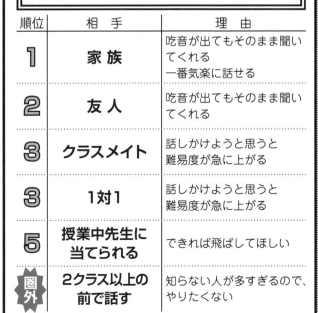

話しやすさ ランキング

順位	相手	理由
1	家族	吃音が出てもそのまま聞いてくれる 一番気楽に話せる
2	友人	吃音が出てもそのまま聞いてくれる
3	クラスメイト	話しかけようと思うと難易度が急に上がる
3	1対1	話しかけようと思うと難易度が急に上がる
5	授業中先生に当てられる	できれば飛ばしてほしい
圏外	2クラス以上の前で話す	知らない人が多すぎるので、やりたくない

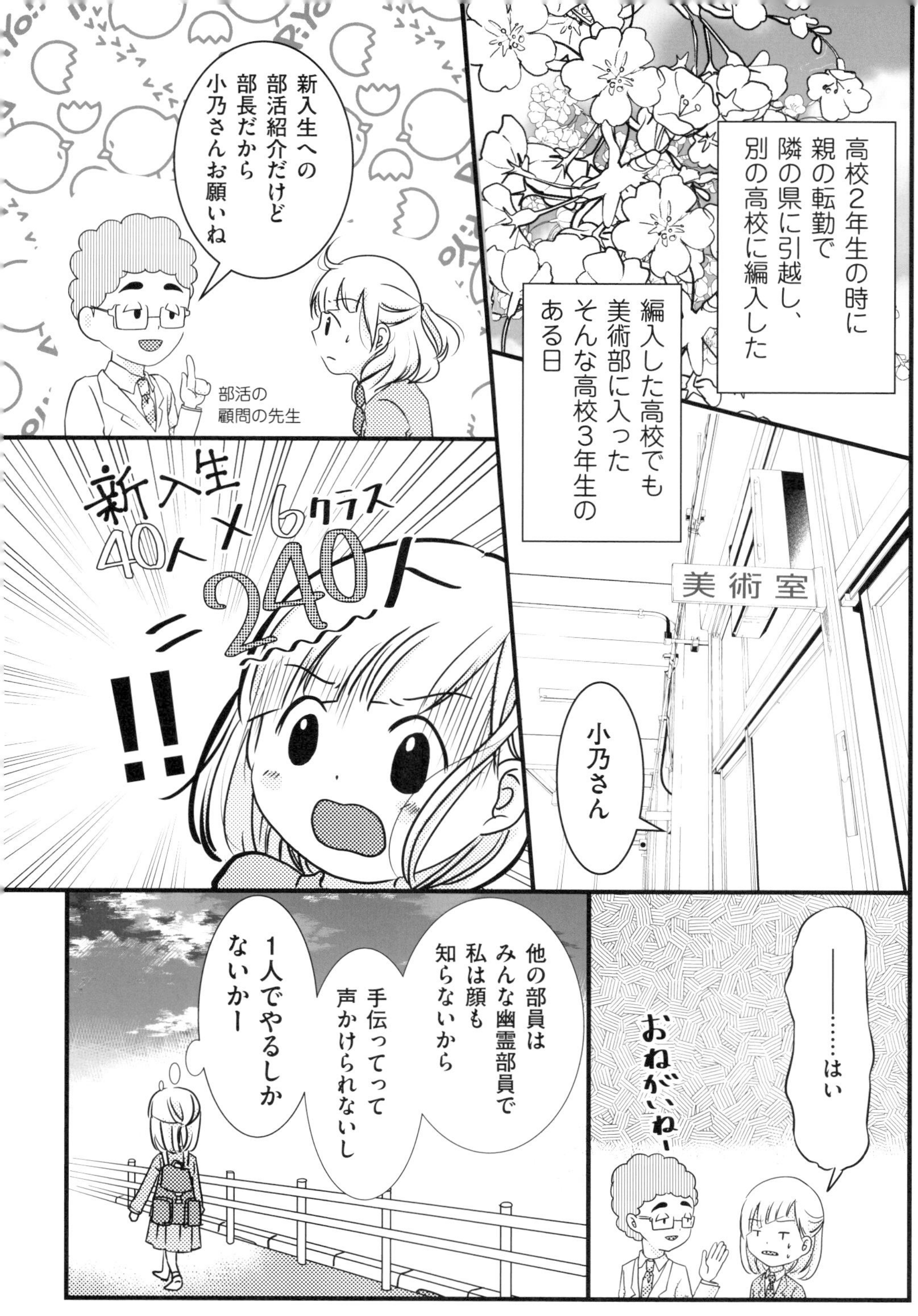
高校2年生の時に
親の転勤で
隣の県に引越し、
別の高校に編入した
編入した高校でも
美術部に入った
そんな高校3年生の
ある日
美術室
小乃さん
新入生への
部活紹介だけど
部長だから
小乃さんお願いね
部活の
顧問の先生
新入生
40人×6クラス
＝240人
!!
おねがいねー
ーーー……はい
他の部員は
みんな幽霊部員で
私は顔も
知らないから
手伝ってって
声かけられないし
1人でやるしか
ないかー

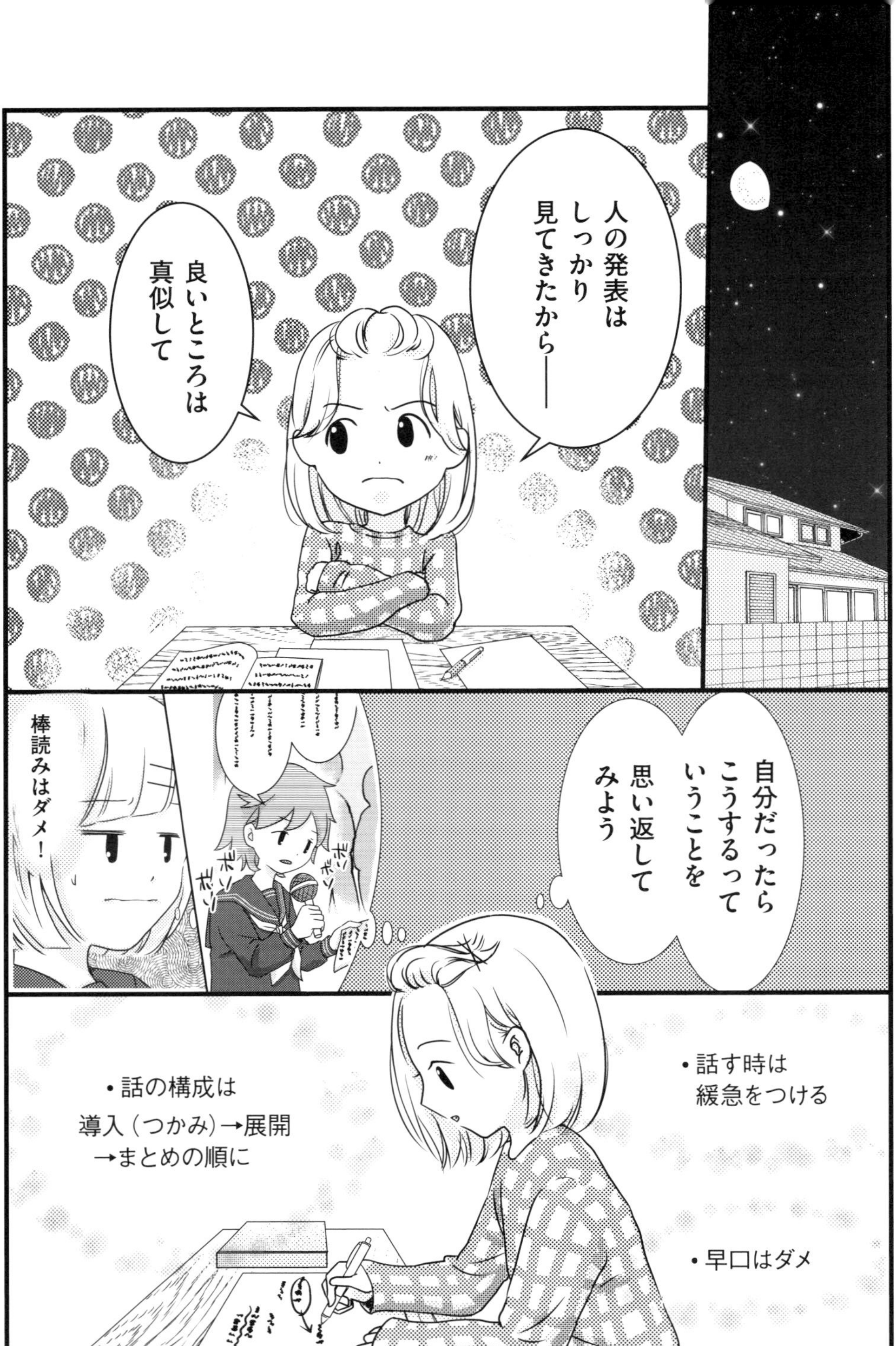

人の発表はしっかり見てきたから――
良いところは真似して
自分だったらこうするっていうことを思い返してみよう
棒読みはダメ！
ボソボソボソ
•話す時は緩急をつける
•話の構成は導入（つかみ）→展開→まとめの順に
•早口はダメ

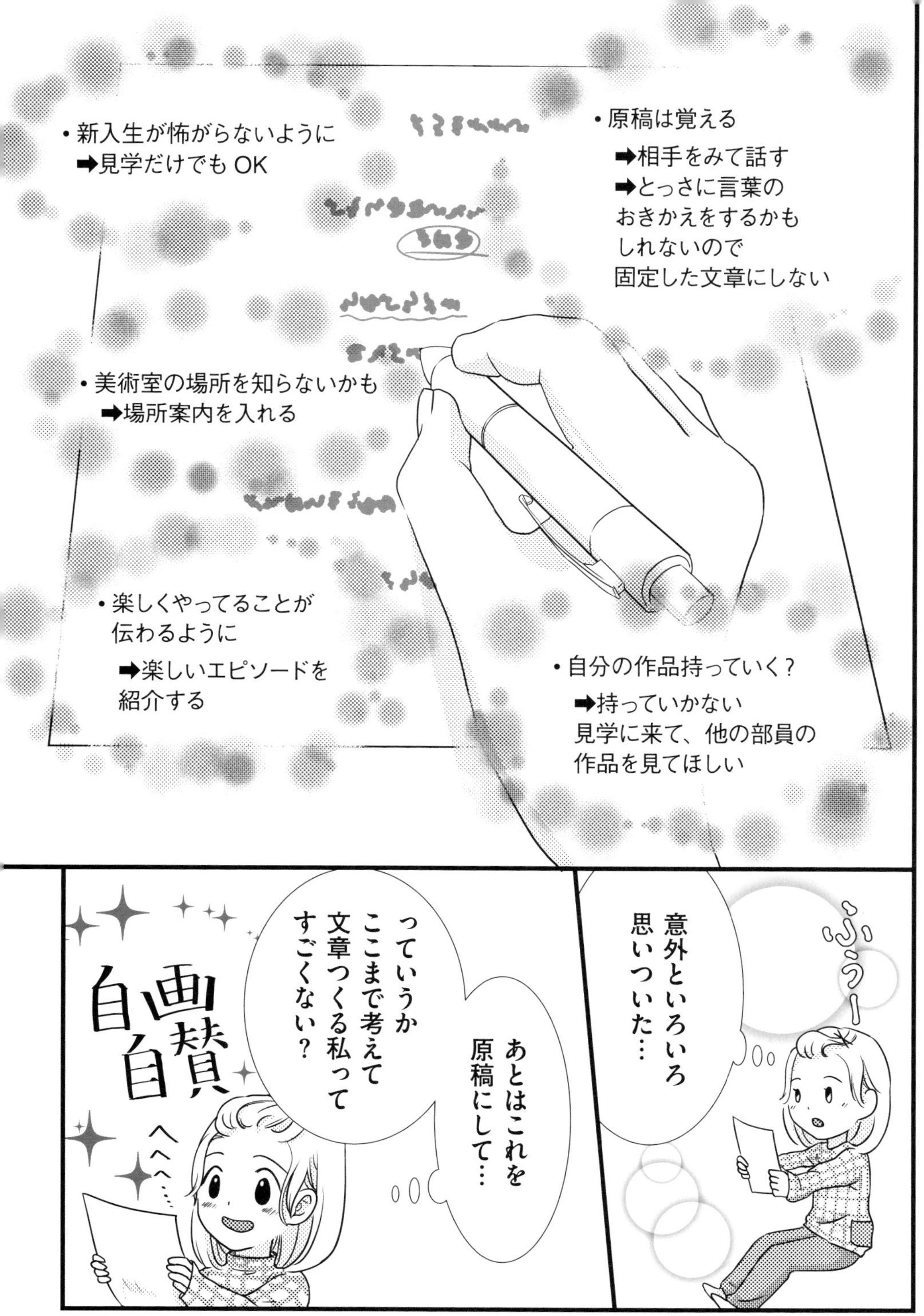
・新入生が怖がらないように
➡見学だけでもOK
・原稿は覚える
➡相手をみて話す
➡とっさに言葉のおきかえをするかもしれないので固定した文章にしない
・美術室の場所を知らないかも
➡場所案内を入れる
・楽しくやってることが伝わるように
➡楽しいエピソードを紹介する
・自分の作品持っていく？
➡持っていかない
見学に来て、他の部員の作品を見てほしい
ふぅー
意外といろいろ思いついた…
あとはこれを原稿にして…
っていうかここまで文章つくる私ってすごくない？
自画自賛
へへへ…

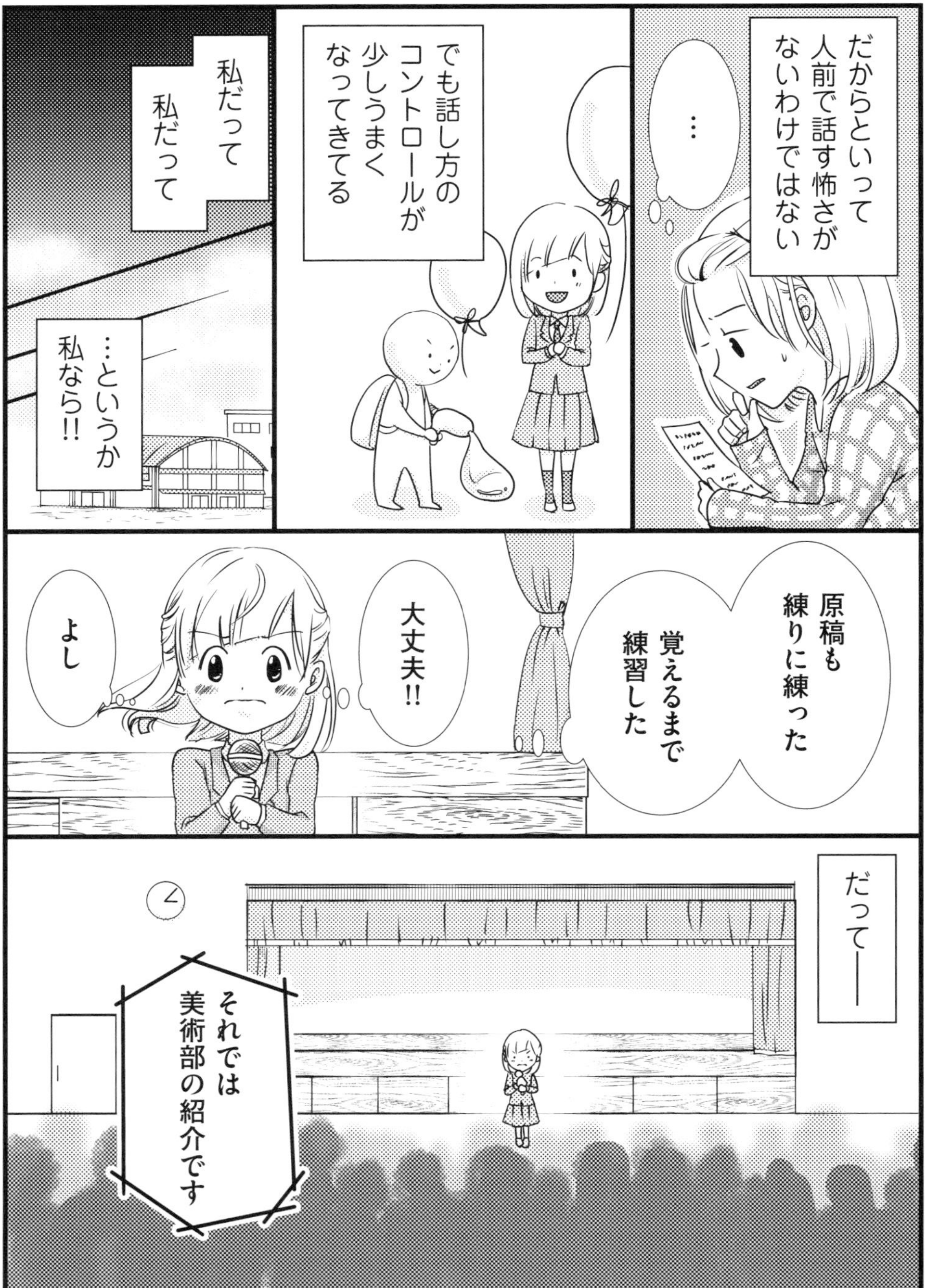
だからといって人前で話す怖さがないわけではない
…
でも話し方のコントロールが少しうまくなってきてる
私だって
私だって
…というか私なら!!
原稿も練りに練った
覚えるまで練習した
大丈夫!!
よし
だって──
それでは美術部の紹介です

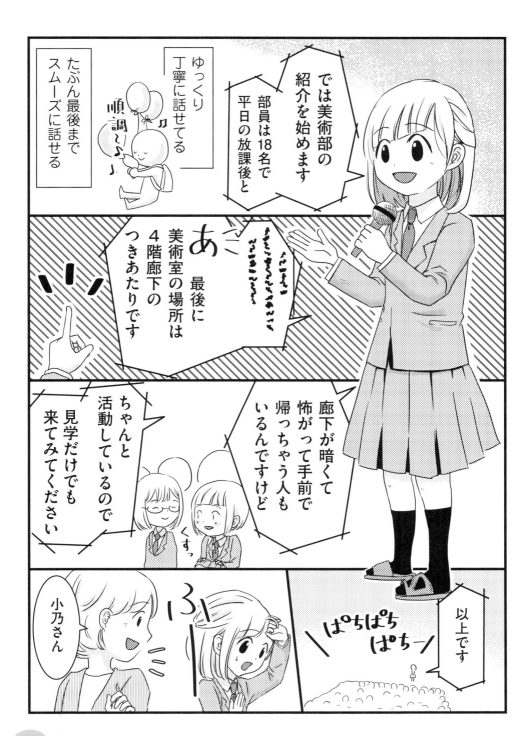

では美術部の紹介を始めます
部員は18名で平日の放課後と
ゆっくり丁寧に話せてる
順調～♪
たぶん最後までスムーズに話せる
あ
最後に美術室の場所は4階廊下のつきあたりです
廊下が暗くて怖がって手前で帰っちゃう人もいるんですけど
ちゃんと活動しているので見学だけでも来てみてください
くすっ
以上です
ぱちぱちぱち―
ふ
小乃さん

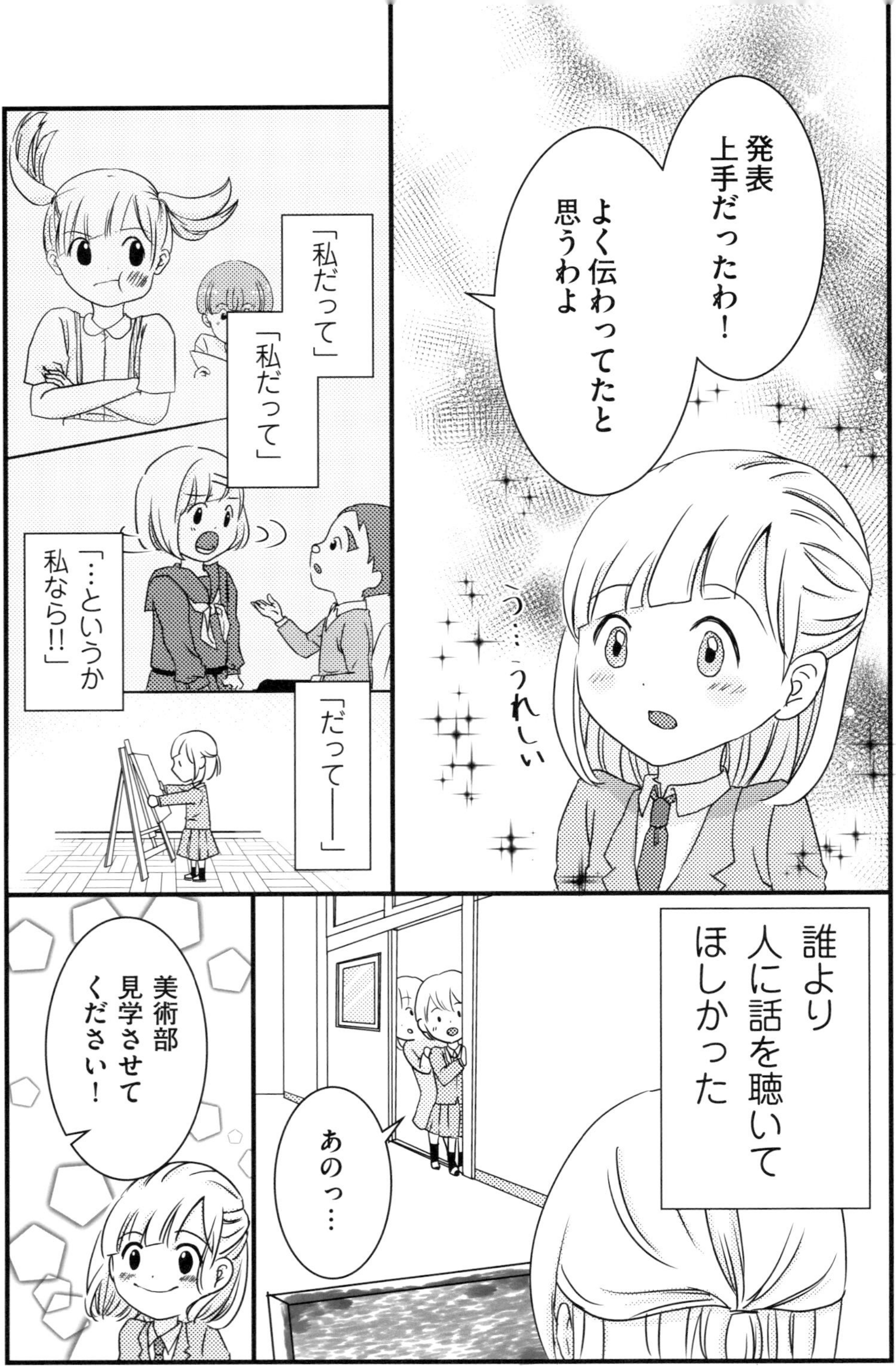
発表
上手だったわ！
よく伝わってたと
思うわよ
う…うれしい
「私だって」
「私だって」
「…というか
私なら!!」
「だって――」
誰より
人に話を聴いて
ほしかった
あのっ…
美術部
見学させて
ください！

私の進路選択

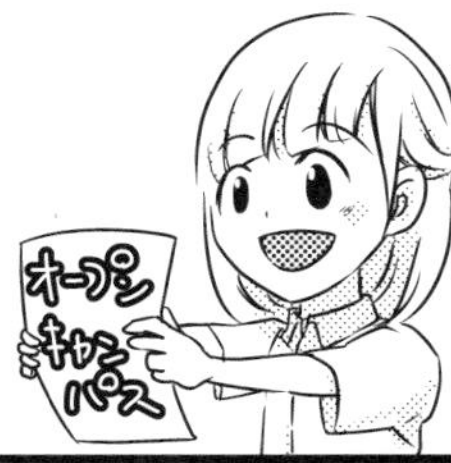
オープンキャンパス

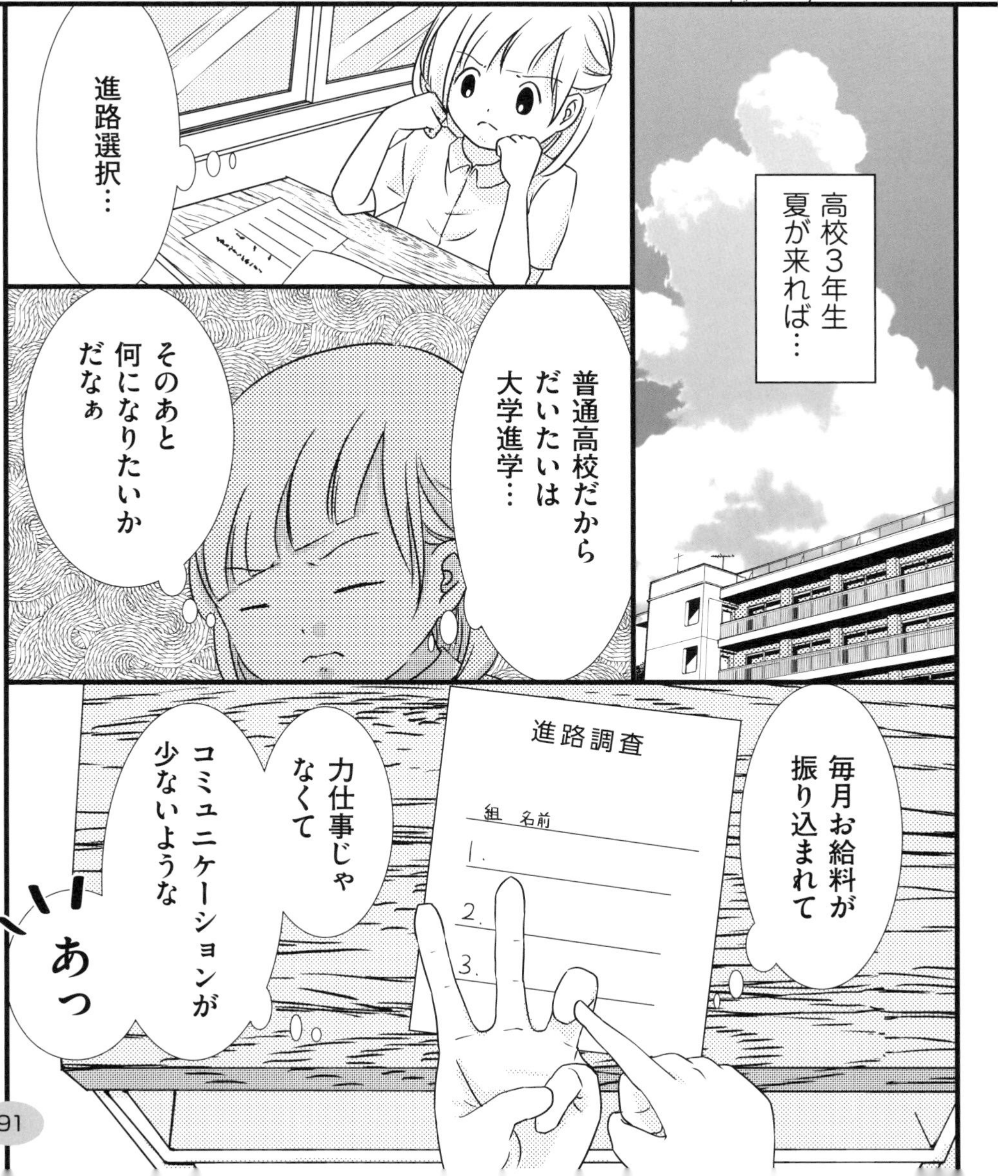
高校3年生
夏が来れば…
進路選択…
普通高校だから
だいたいは
大学進学…
そのあと
何になりたいか
だなぁ
毎月お給料が
振り込まれて
進路調査
組 名前
1.
2.
3.
力仕事じゃ
なくて
コミュニケーションが
少ないような
あっ

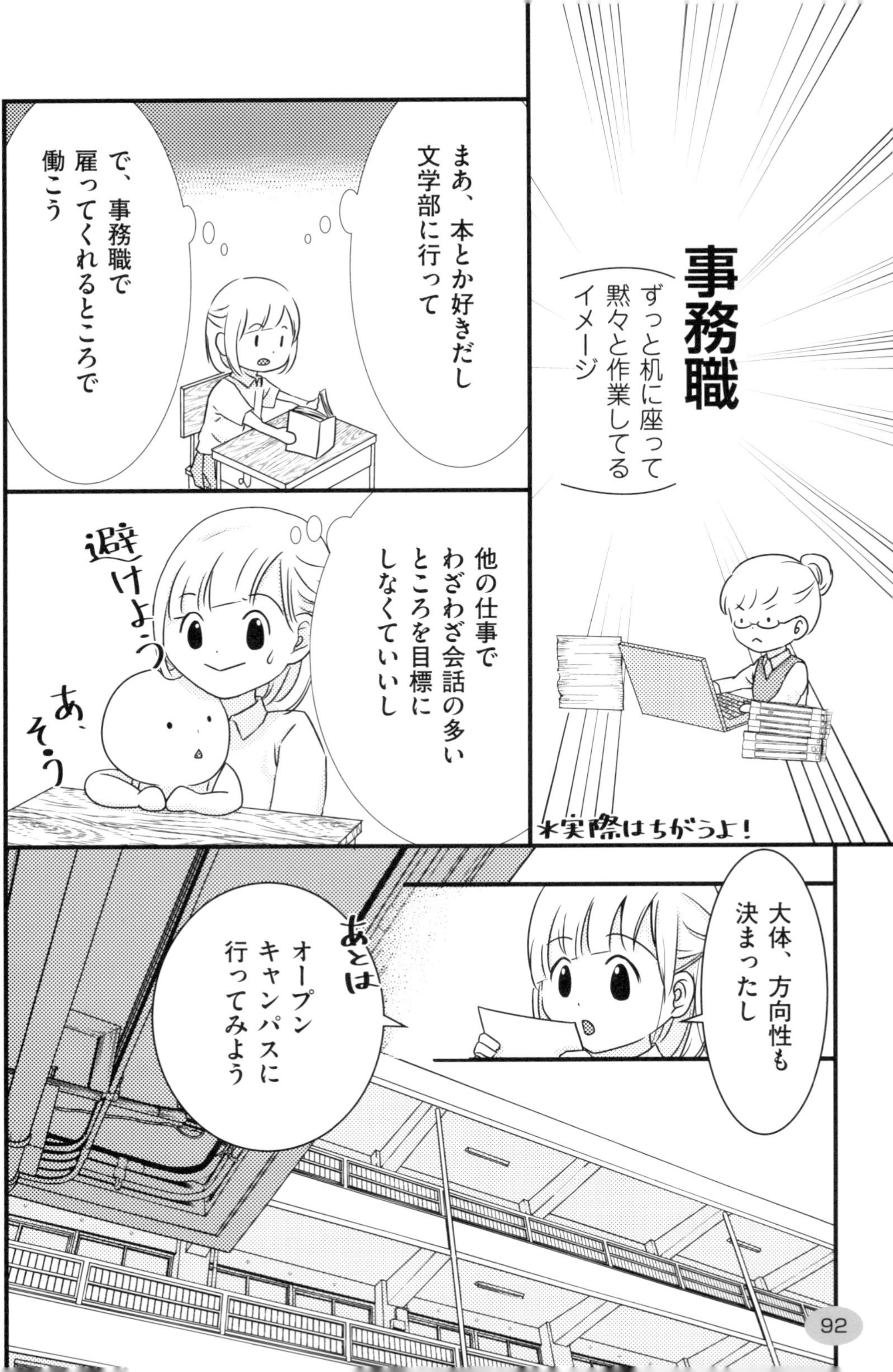
事務職
ずっと机に座って黙々と作業してるイメージ
＊実際はちがうよ！
まあ、本とか好きだし文学部に行って
で、事務職で雇ってくれるところで働こう
他の仕事でわざわざ会話の多いところを目標にしなくていいし
避けよう
あ、そう
大体、方向性も決まったし
あとは
オープンキャンパスに行ってみよう

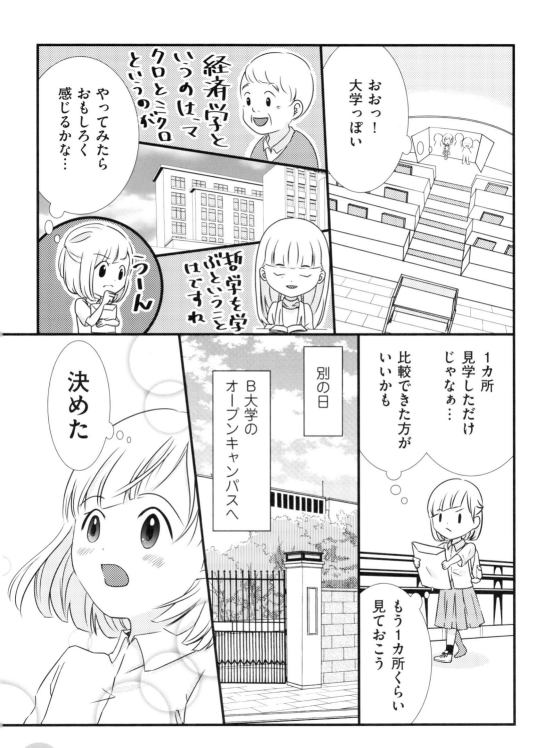

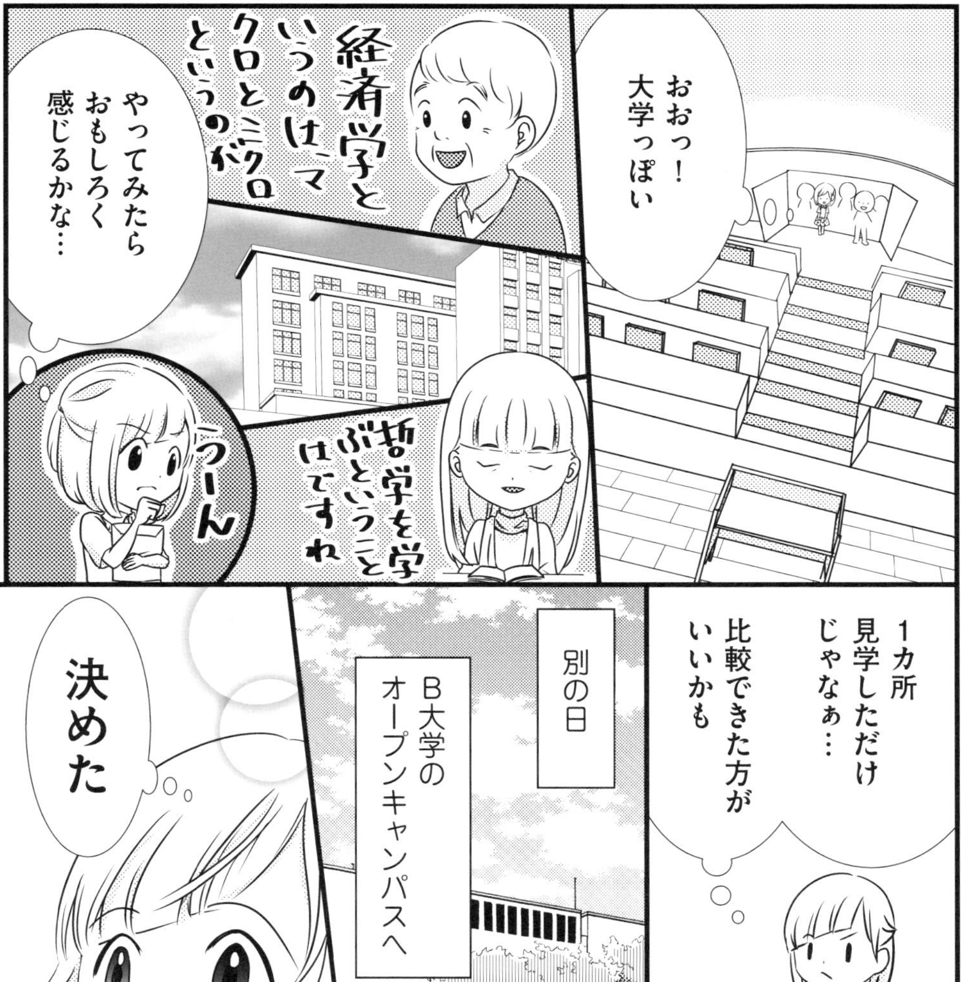
おおっ！大学っぽい
経済学というのはマクロとミクロというのが
やってみたらおもしろく感じるかな…
哲学を学ぶということはですね
う～ん
1カ所見学しただけじゃなぁ…
比較できた方がいいかも
もう1カ所くらい見ておこう
別の日
B大学のオープンキャンパスへ
決めた

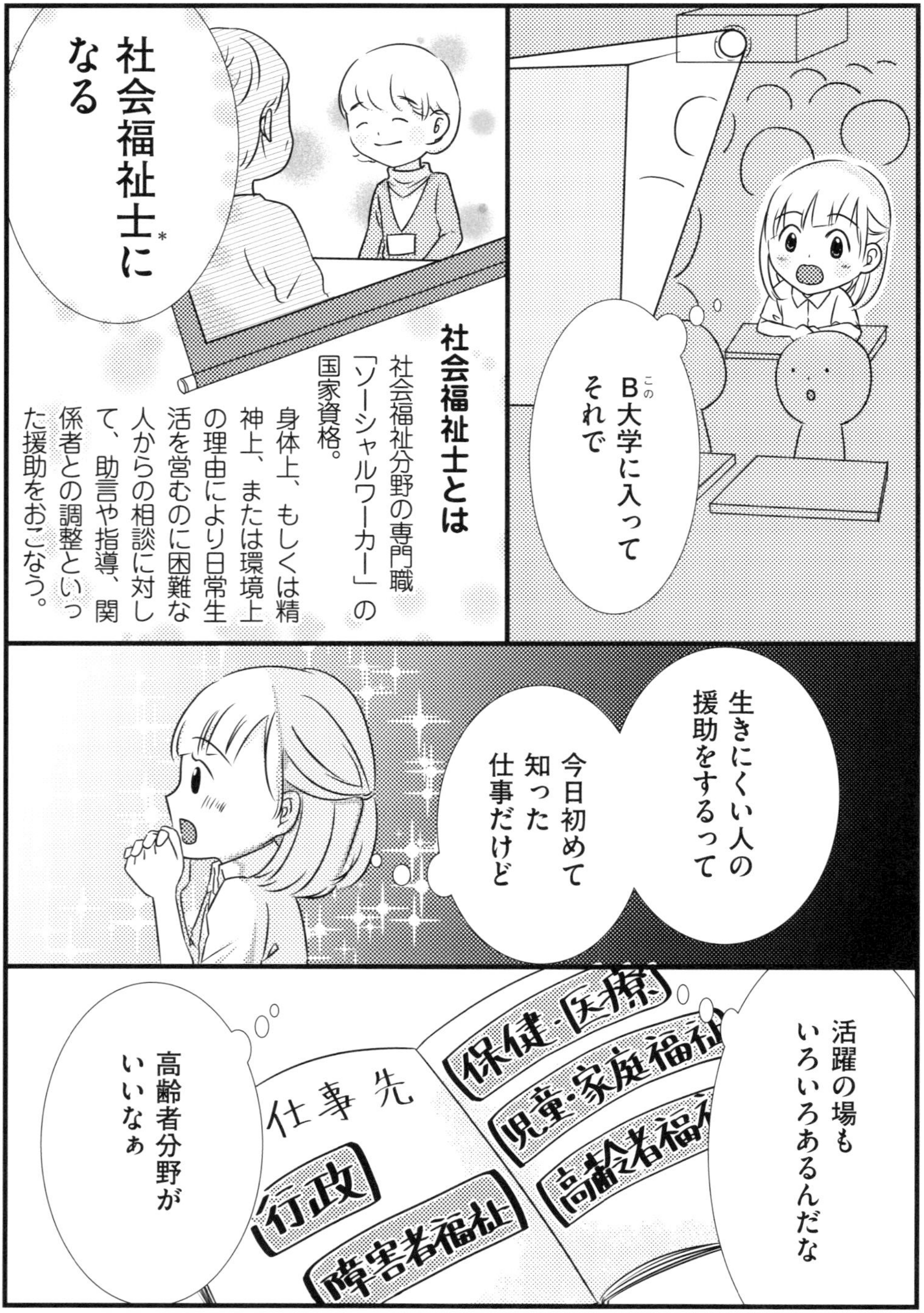

B《この》大学に入って
それで
社会福祉士*に
なる
社会福祉士とは
社会福祉分野の専門職「ソーシャルワーカー」の国家資格。
身体上、もしくは精神上、または環境上の理由により日常生活を営むのに困難な人からの相談に対して、助言や指導、関係者との調整といった援助をおこなう。
生きにくい人の
援助をするって
今日初めて
知った
仕事だけど
活躍の場も
いろいろあるんだな
保健・医療
児童・家庭福
高齢者福
仕事先
行政
障害者福祉
高齢者分野が
いいなぁ

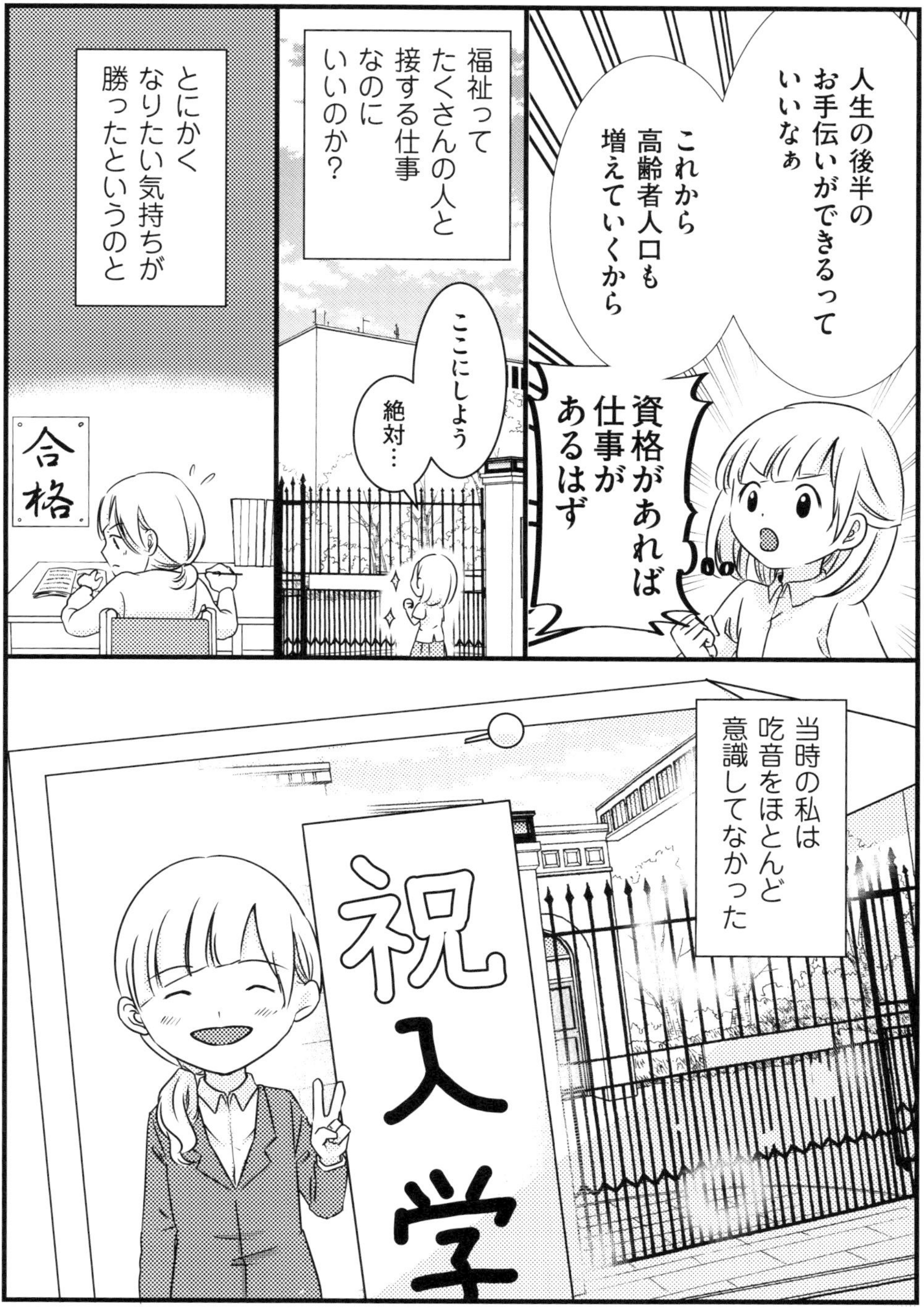
人生の後半のお手伝いができるっていいなぁ
これから高齢者人口も増えていくから
資格があれば仕事があるはず
福祉ってたくさんの人と接する仕事なのにいいのか?
ここにしよう 絶対…
とにかくなりたい気持ちが勝ったというのと
合格
当時の私は吃音をほとんど意識してなかった
祝入学

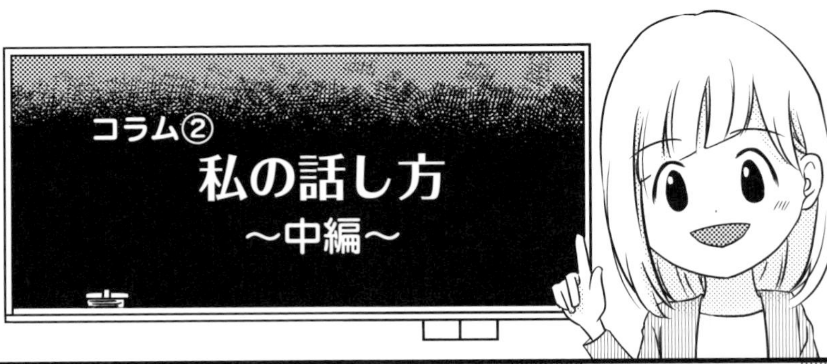
コラム②
私の話し方
～中編～

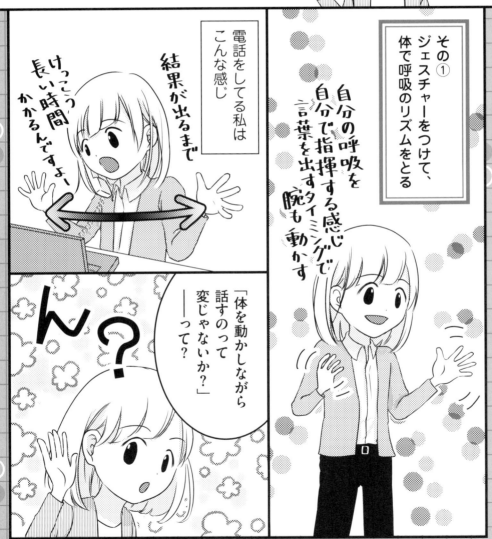

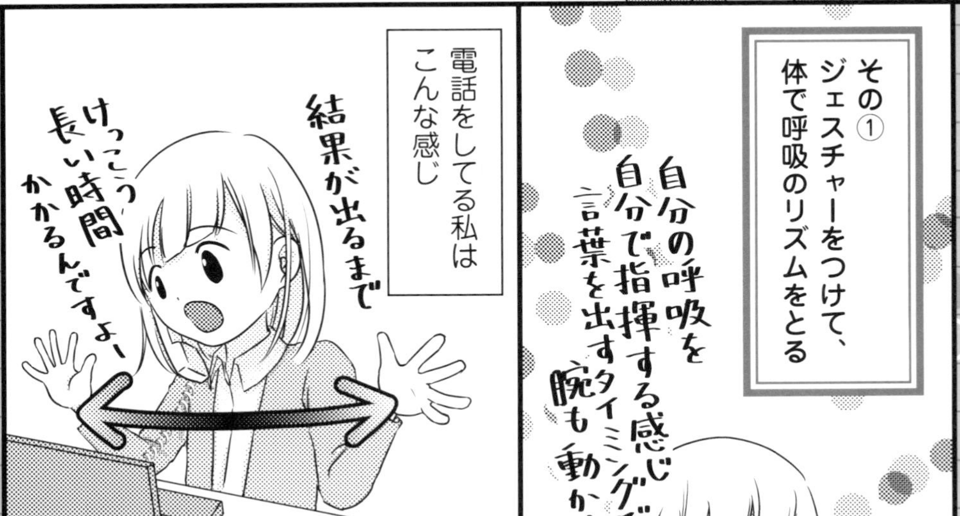
その①
ジェスチャーをつけて、
体で呼吸のリズムをとる
自分の呼吸を
自分で指揮する感じ
言葉を出すタイミングで
腕も動かす
電話をしてる私は
こんな感じ
結果が出るまで
けっこう
長い時間
かかるんですよー
「体を動かしながら
話すのって
変じゃないか？」
——って？
ん？

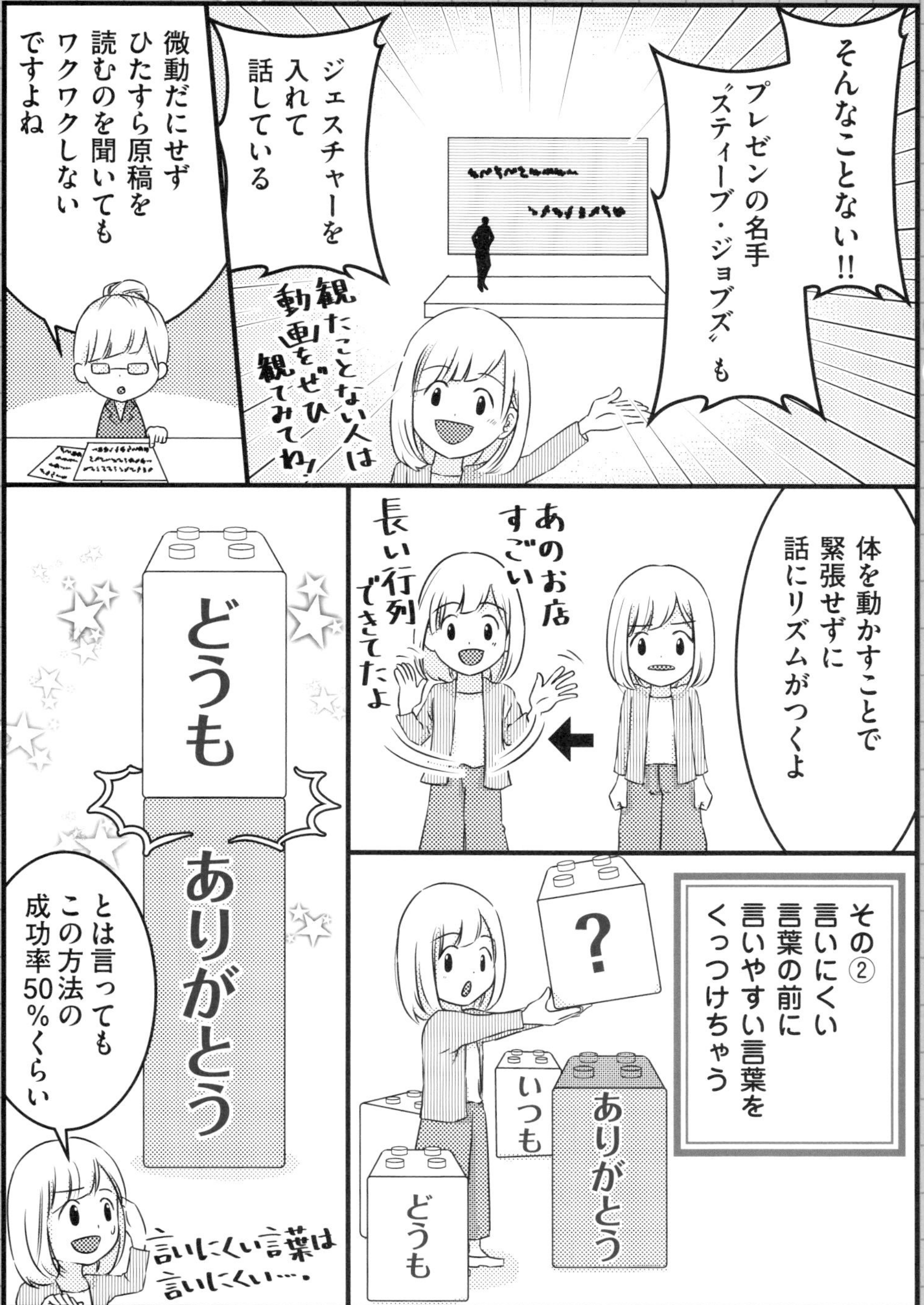
そんなことない!!
プレゼンの名手
〝スティーブ・ジョブズ〟も
ジェスチャーを
入れて
話している
観たことない人は
動画をぜひ
観てみてね!
微動だにせず
ひたすら原稿を
読むのを聞いても
ワクワクしない
ですよね
体を動かすことで
緊張せずに
話にリズムがつくよ
あのお店
すごい
長い行列
できてたよ
その②
言いにくい
言葉の前に
言いやすい言葉を
くっつけちゃう
?
ありがとう
いつも
どうも
どうも
ありがとう
とは言っても
この方法の
成功率50%くらい
言いにくい言葉は
言いにくい…。

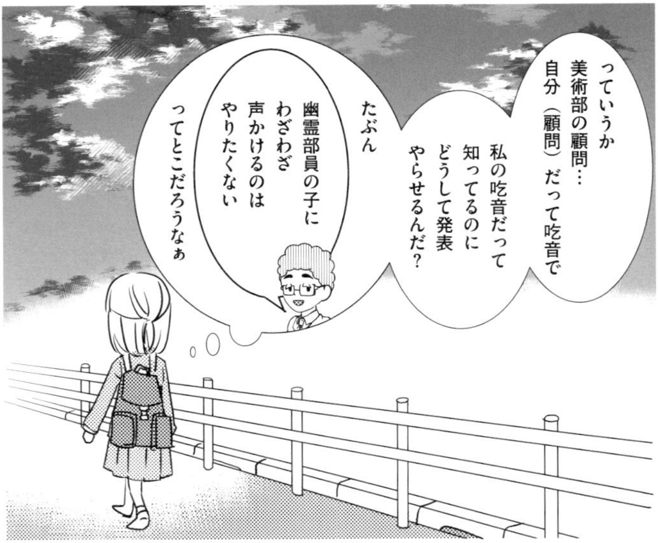
ってていうか美術部の顧問…自分（顧問）だって吃音で私の吃音だって知ってるのにどうして発表やらせるんだ？
たぶん幽霊部員の子にわざわざ声かけるのはやりたくないってとこだろうなぁ

第5章 「うまく話せない」壁

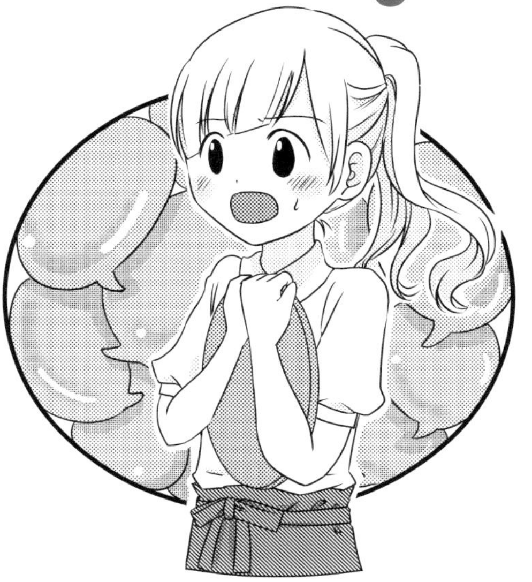

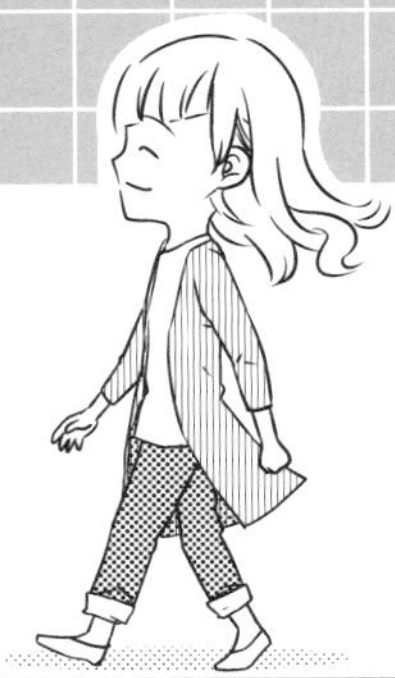

キャンパスライフは充実！

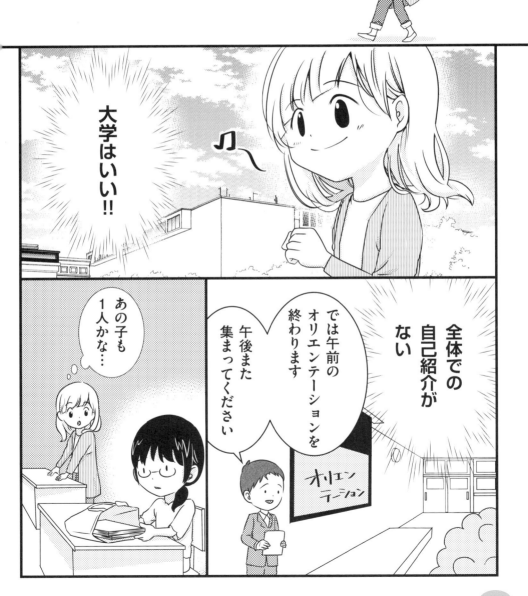

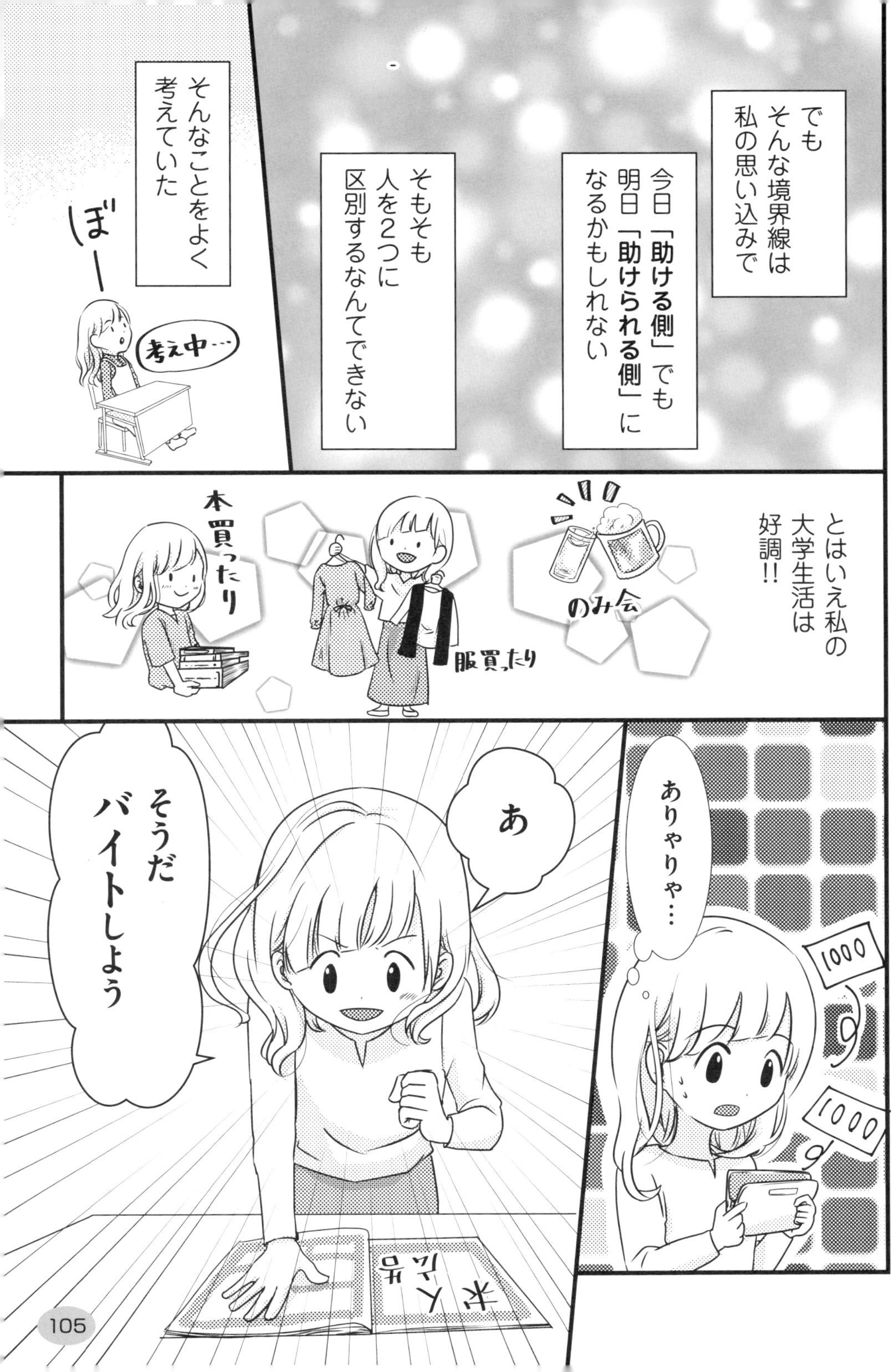

でも
そんな境界線は
私の思い込みで
今日「助ける側」でも
明日「助けられる側」に
なるかもしれない
そもそも
人を2つに
区別するなんてできない
そんなことをよく
考えていた
ぼー
考え中…
とはいえ私の
大学生活は
好調!!
のみ会
服買ったり
本買ったり
ありゃりゃりゃ…
1000
1000
あ
そうだ
バイトしよう
求人情報

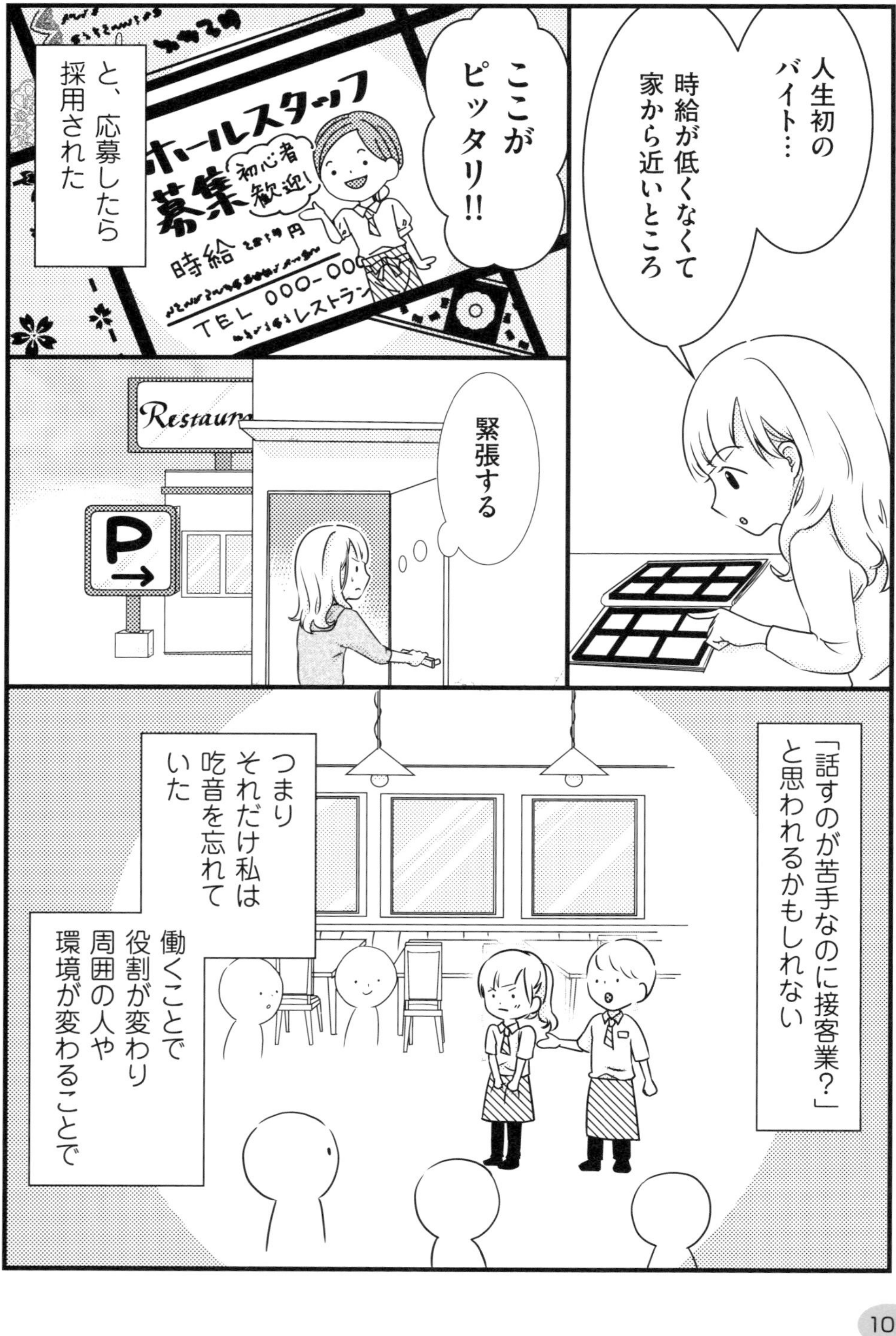
人生初のバイト…
時給が低くなくて家から近いところ
ホールスタッフ募集
初心者歓迎!
時給
TEL 000-000
レストラン
ここがピッタリ!!
と、応募したら採用された
緊張する
P
「話すのが苦手なのに接客業?」と思われるかもしれない
つまりそれだけ私は吃音を忘れていた
働くことで役割が変わり周囲の人や環境が変わることで

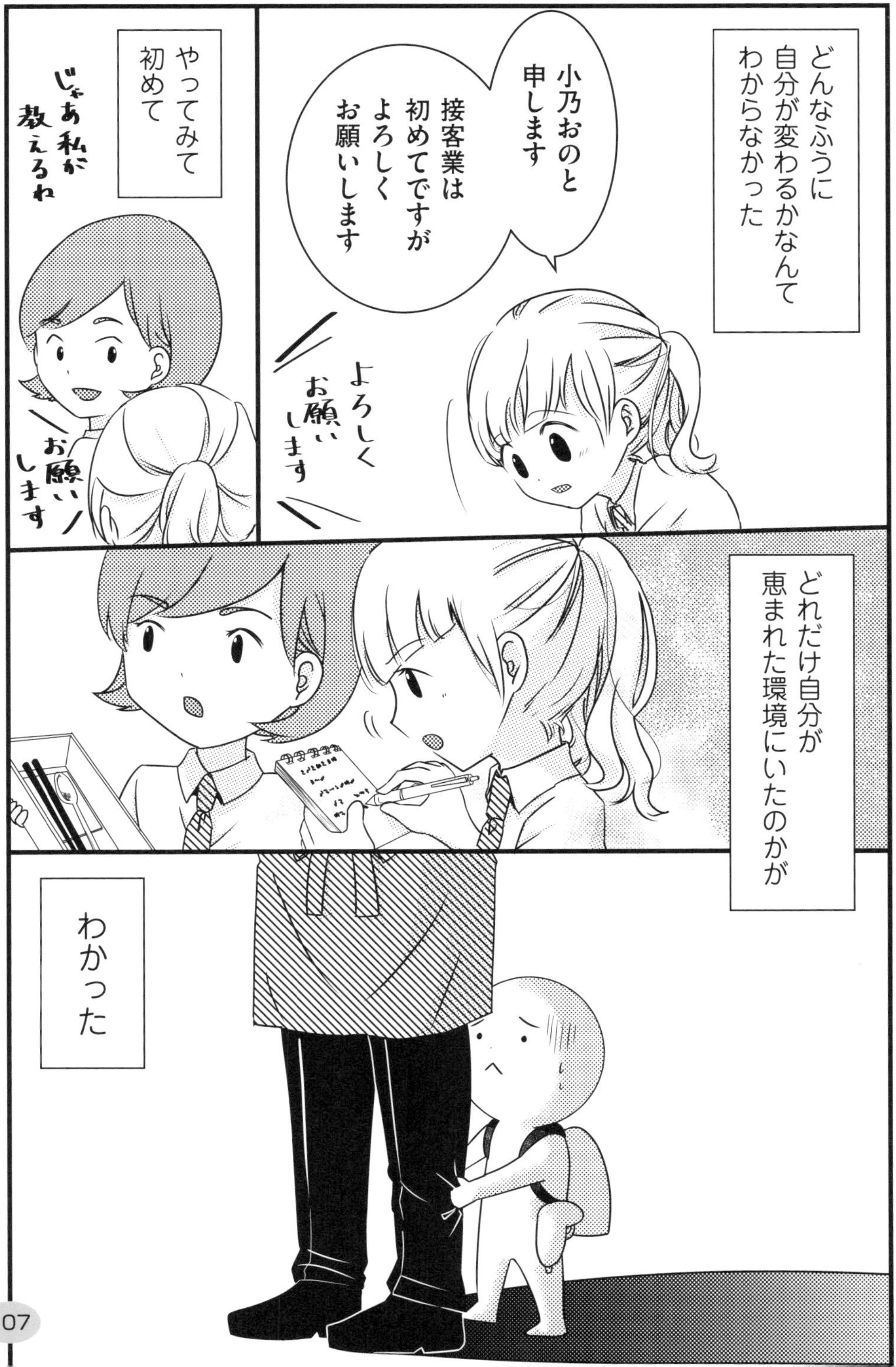

どんなふうに自分が変わるかなんてわからなかった
小乃おのと申します
接客業は初めてですがよろしくお願いします
よろしくお願いします
やってみて初めて
じゃあ私が教えるね
お願いします
どれだけ自分が恵まれた環境にいたのかが
わかった

吃音、悪化。

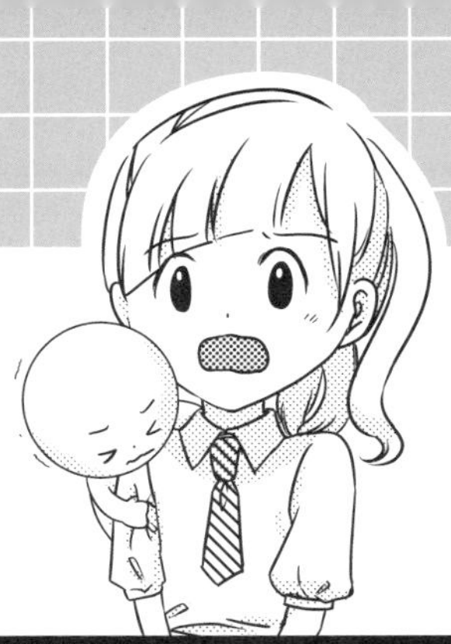

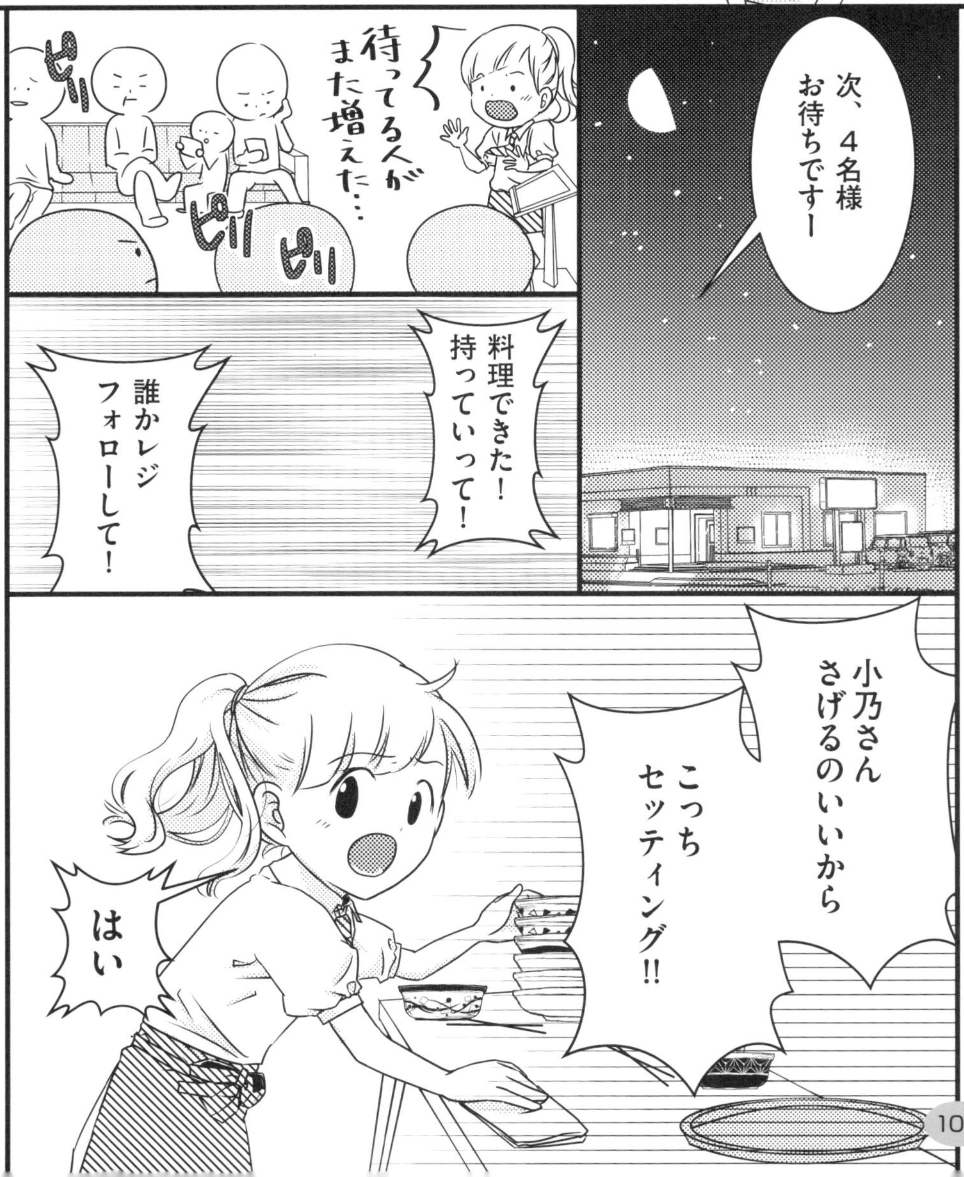
次、４名様お待ちですー
待ってる人がまた増えた…
ピリ
ピリ
ピリ
ピリ
料理できた！持っていって！
誰かレジフォローして！
小乃さんさげるのいいから
こっちセッティング!!
はい

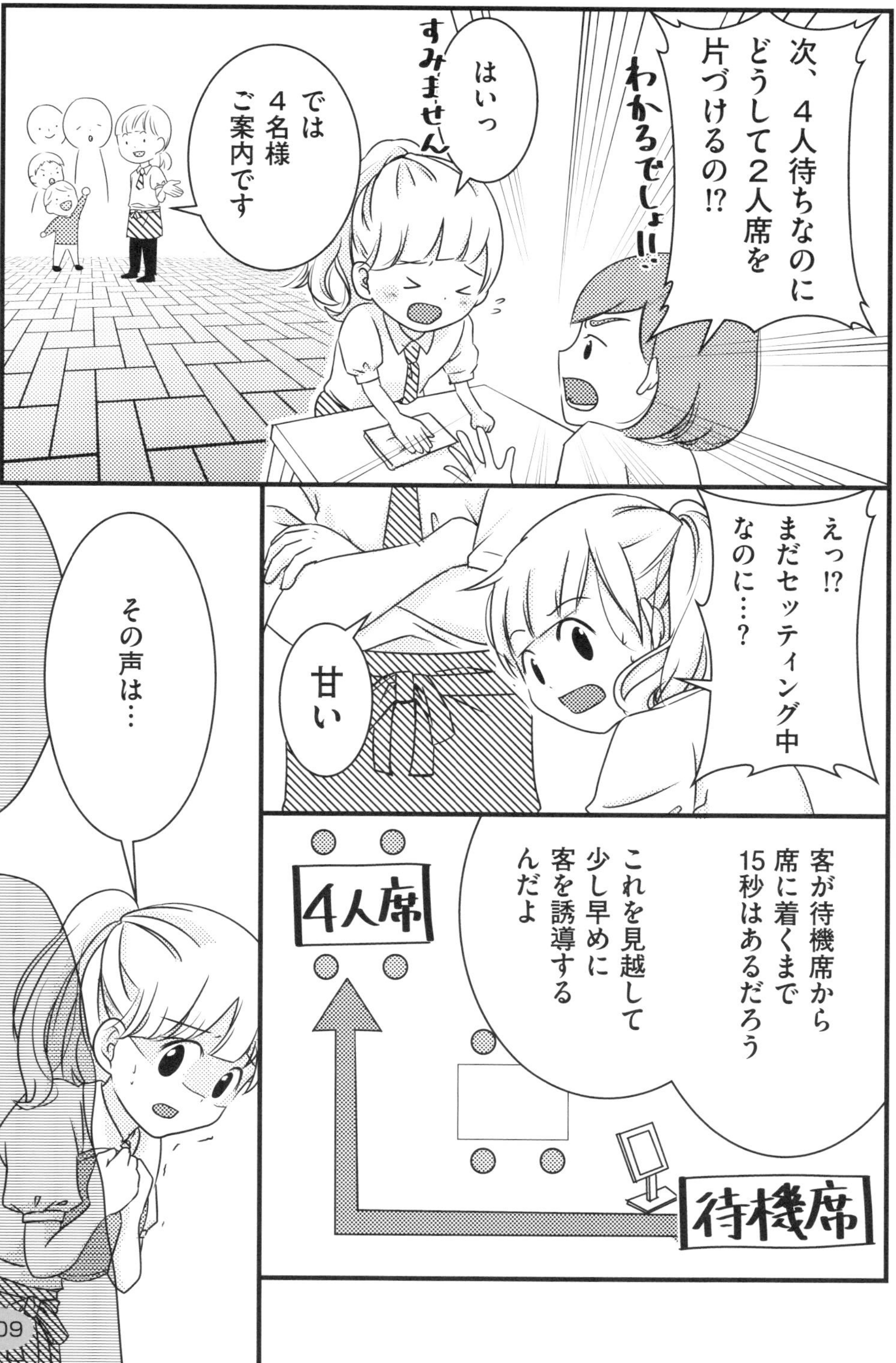
次、4人待ちなのに
どうして2人席を
片づけるの!?
わかるでしょ!!
はいっ
すみません
では
4名様
ご案内です
えっ!?
まだセッティング中
なのに…?
甘い
その声は…
客が待機席から
席に着くまで
15秒はあるだろう
これを見越して
少し早めに
客を誘導する
んだよ
4人席
待機席

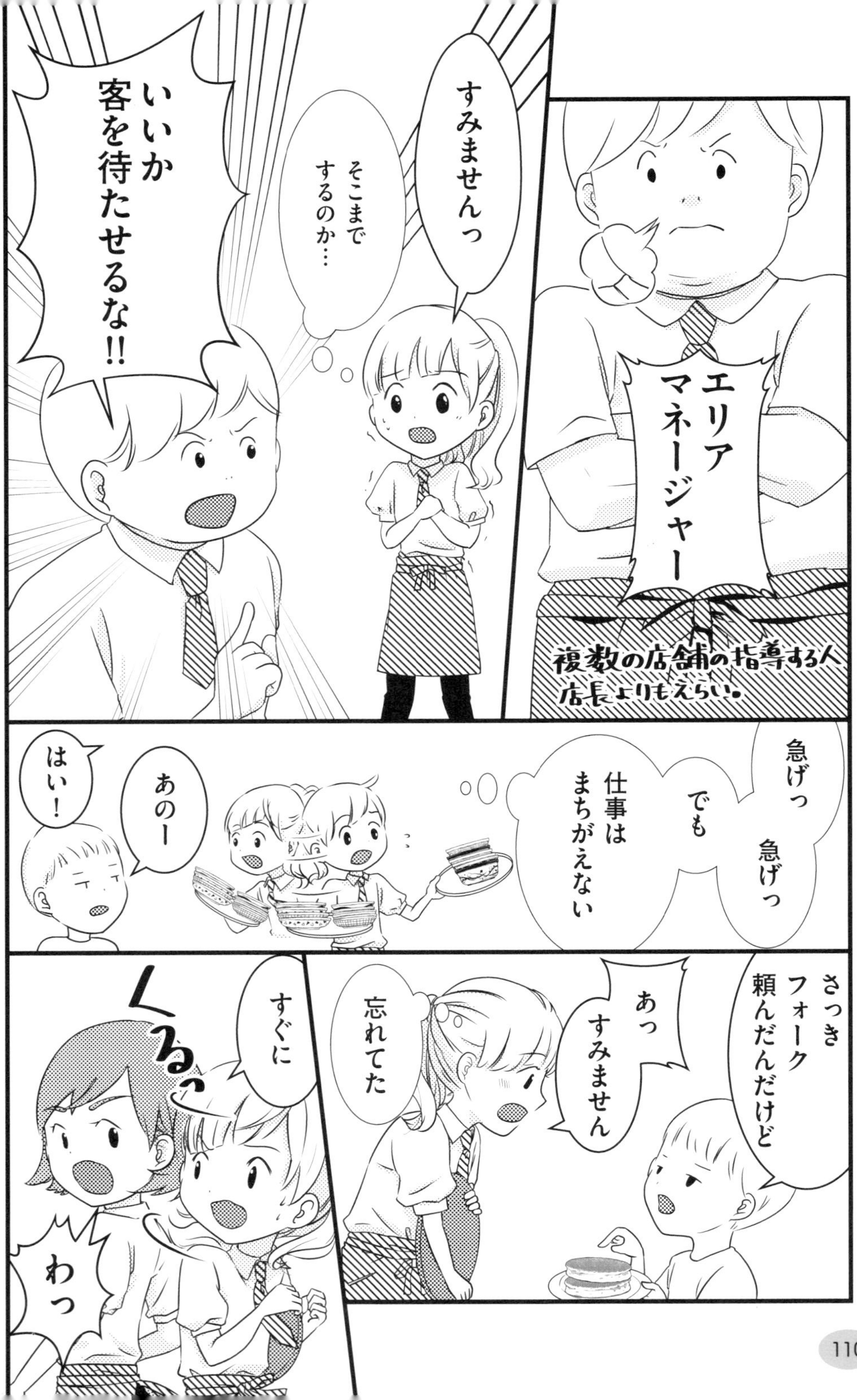
エリアマネージャー
複数の店舗の指導する人
店長よりもえらい。
いいか客を待たせるな!!
すみませんっ
そこまでするのか…
急げっ 急げっ
でも仕事はまちがえない
あのー
はい！
さっきフォーク頼んだんだけど
あっ すみません
忘れてた
すぐに
くるっ
わっ

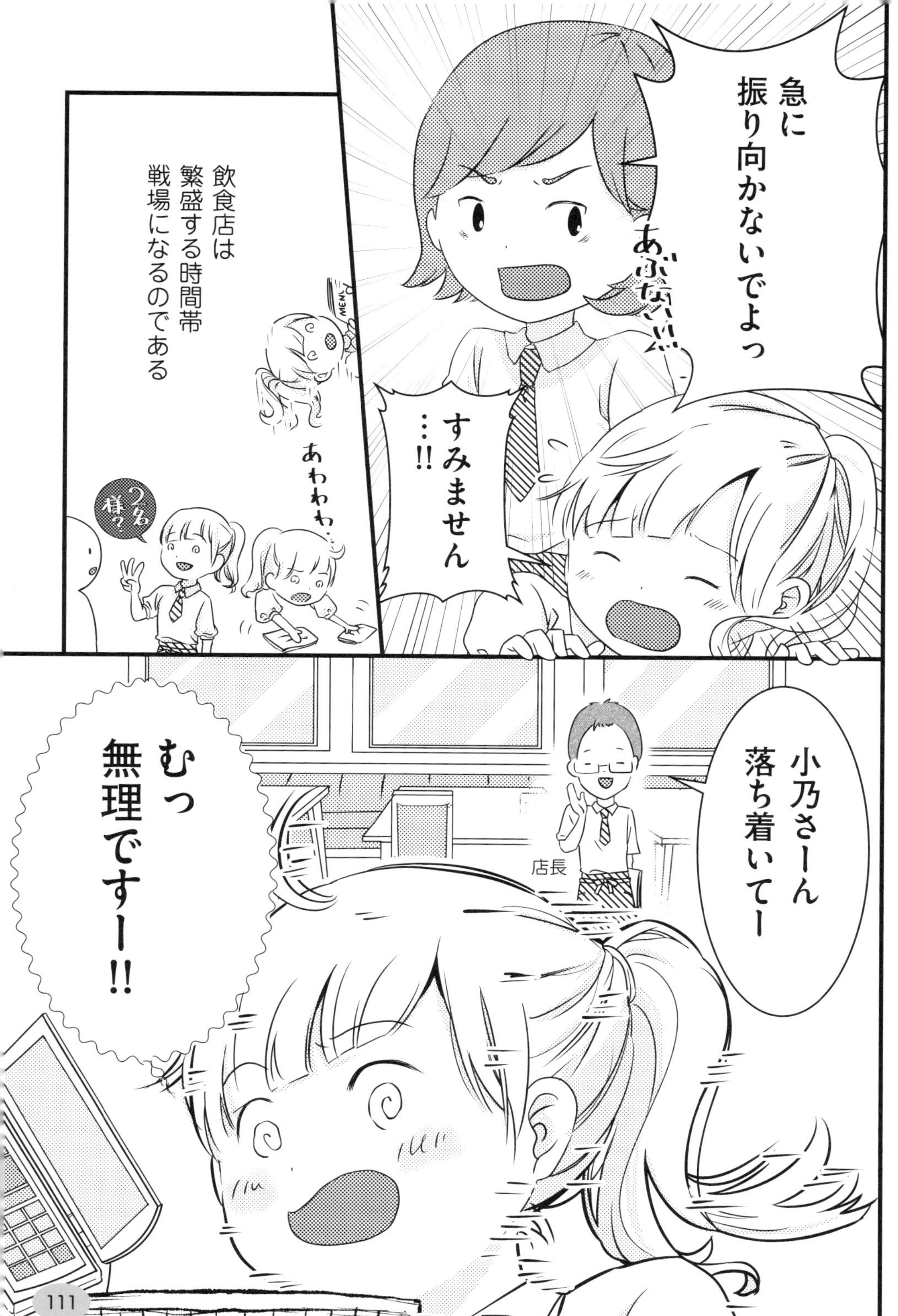
急に
振り向かないでよっ
あぶないい!!
すみません
…!!
飲食店は
繁盛する時間帯
戦場になるのである
MENU
あわわわわ…
2名様?
小乃さーん
落ち着いてー
店長
むっ
無理ですー!!

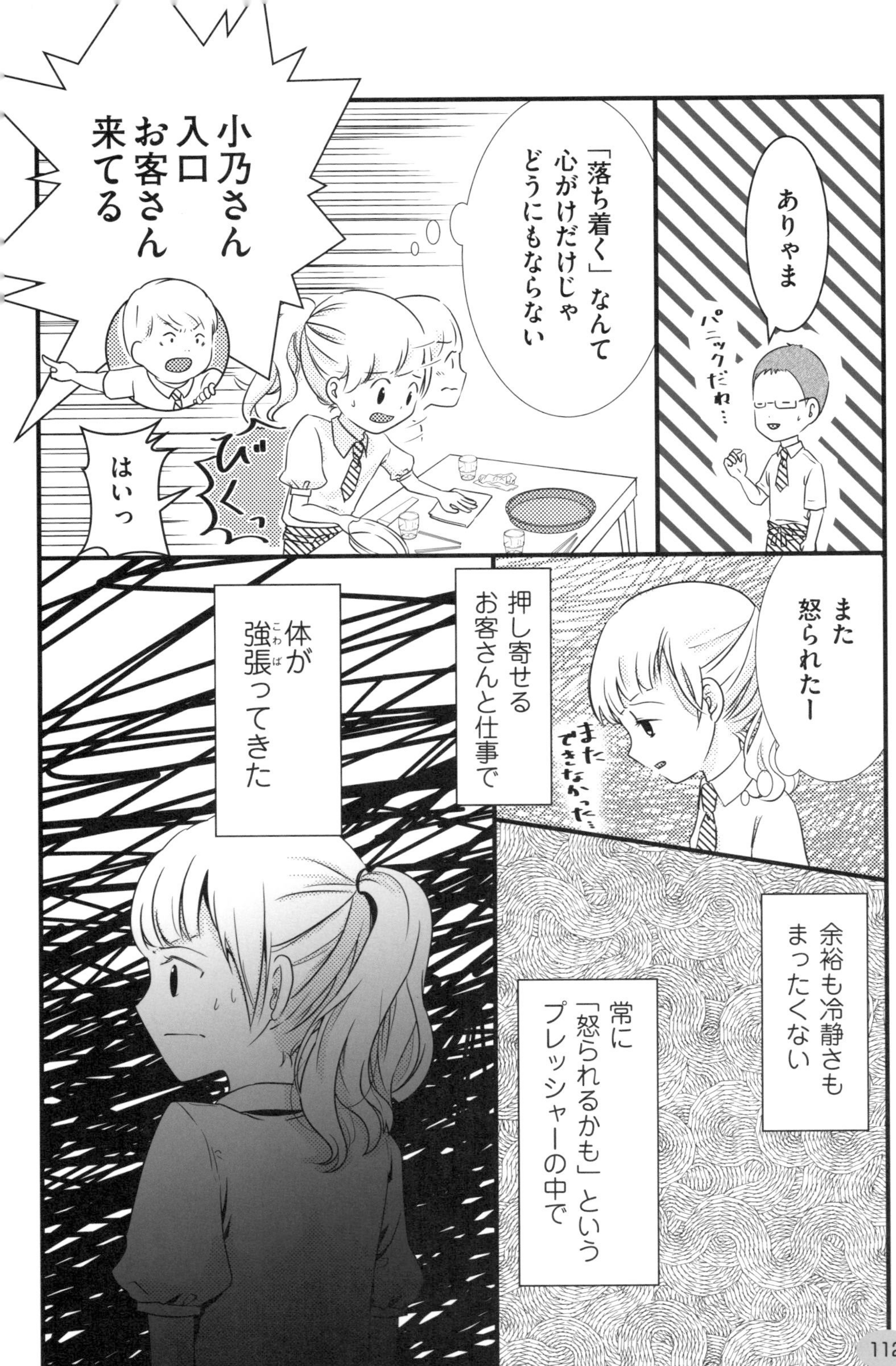

ありゃま
パニックだね…
「落ち着く」なんて心がけだけじゃどうにもならない
小乃さん入口お客さん来てる
びくっ
はいっ
また怒られたー
またできなかった…
押し寄せるお客さんと仕事で
体が強張《こわば》ってきた
余裕も冷静さもまったくない
常に「怒られるかも」というプレッシャーの中で

暗中

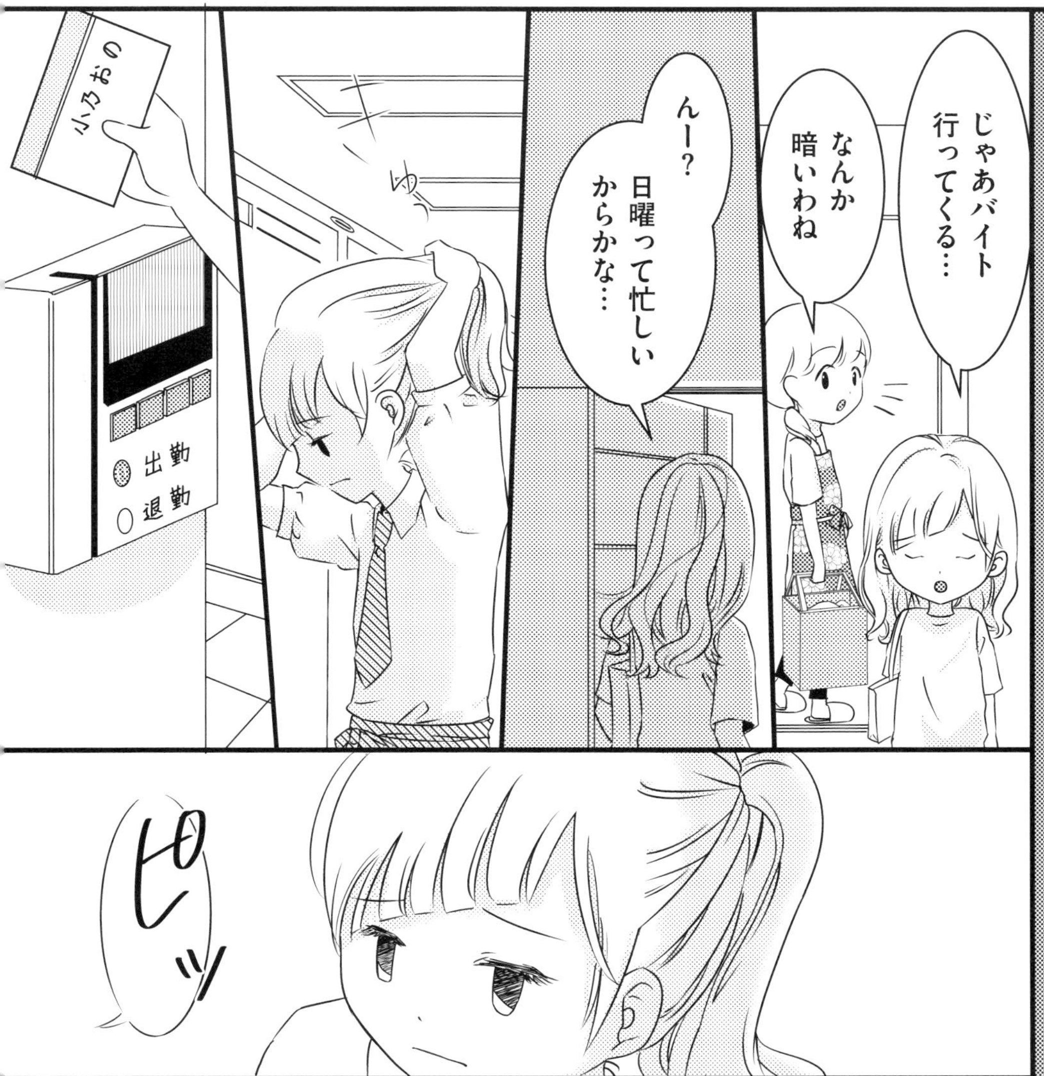
じゃあバイト行ってくる…
なんか暗いわね
んー？日曜って忙しいからかな…
小乃おの
出勤
退勤
ピレッ

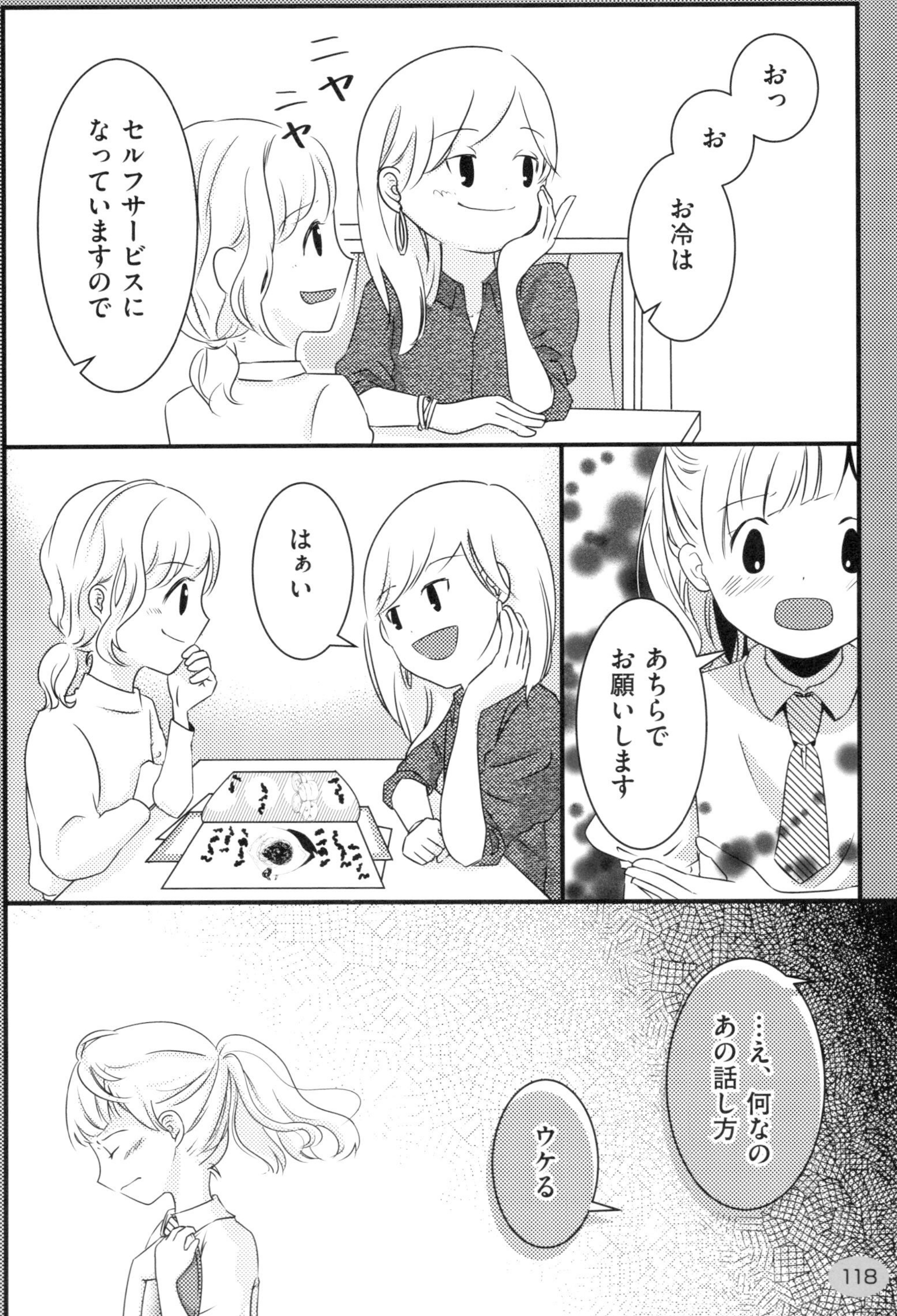

おっ
お
お冷は
ニヤ
ニヤ
セルフサービスになっていますので
あちらでお願いします
はぁい
…え、何なのあの話し方
ウケる

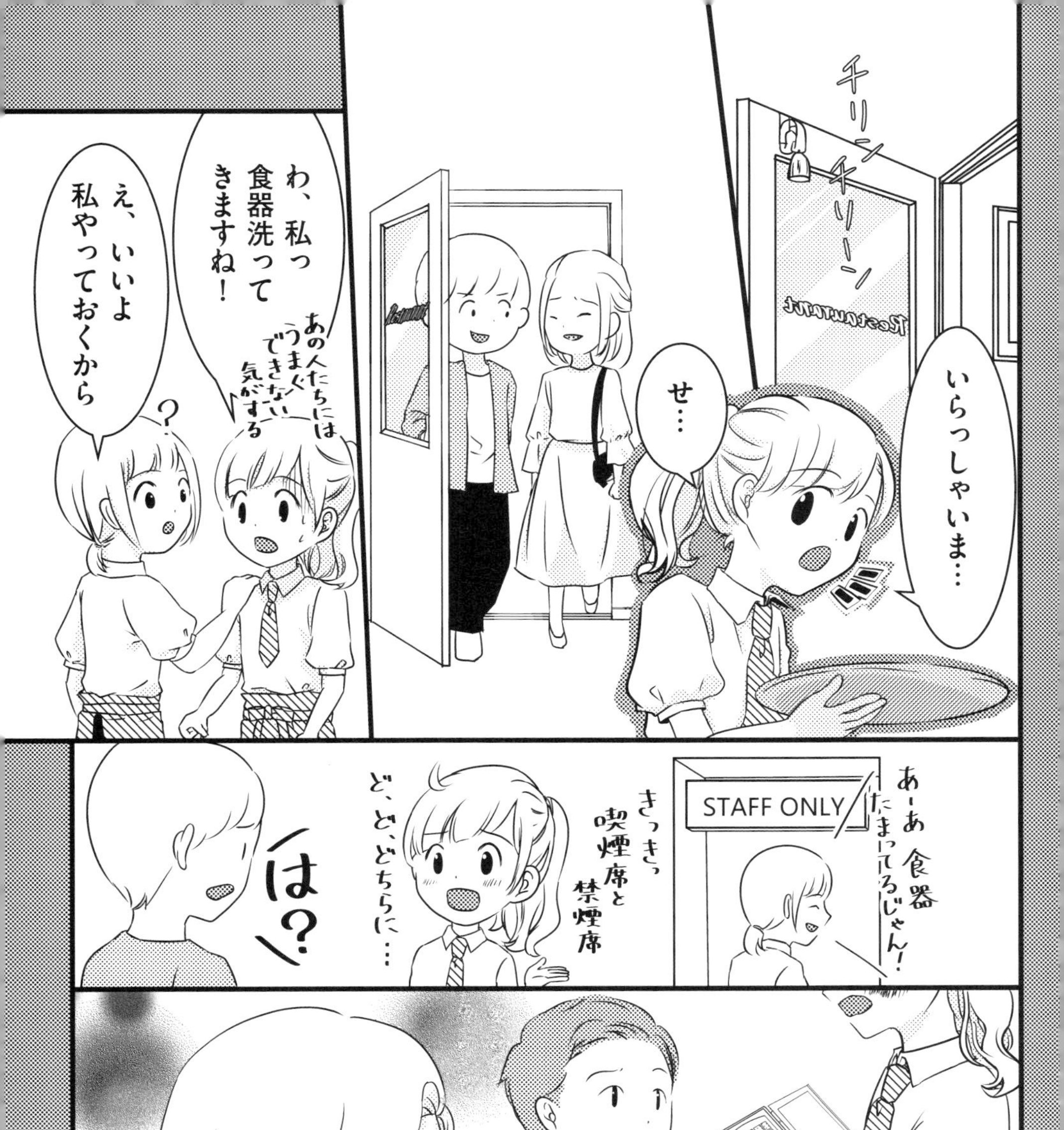
チリーンチリーン
いらっしゃいま…
せ…
わ、私っ食器洗ってきますね！
あの人たちにはうまくできない気がする
え、いいよ私やっておくから
？
あーあ食器たまってるじゃん！
きっきっ喫煙席と禁煙席
ど、ど、どちらに…
は？

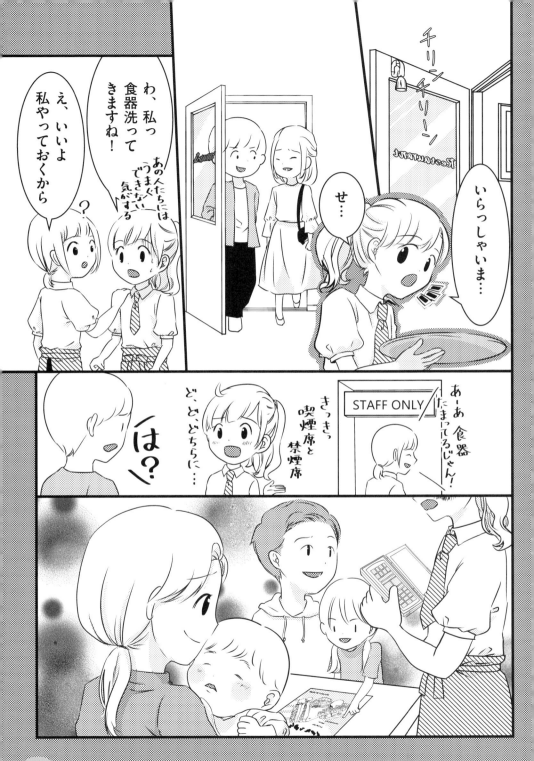

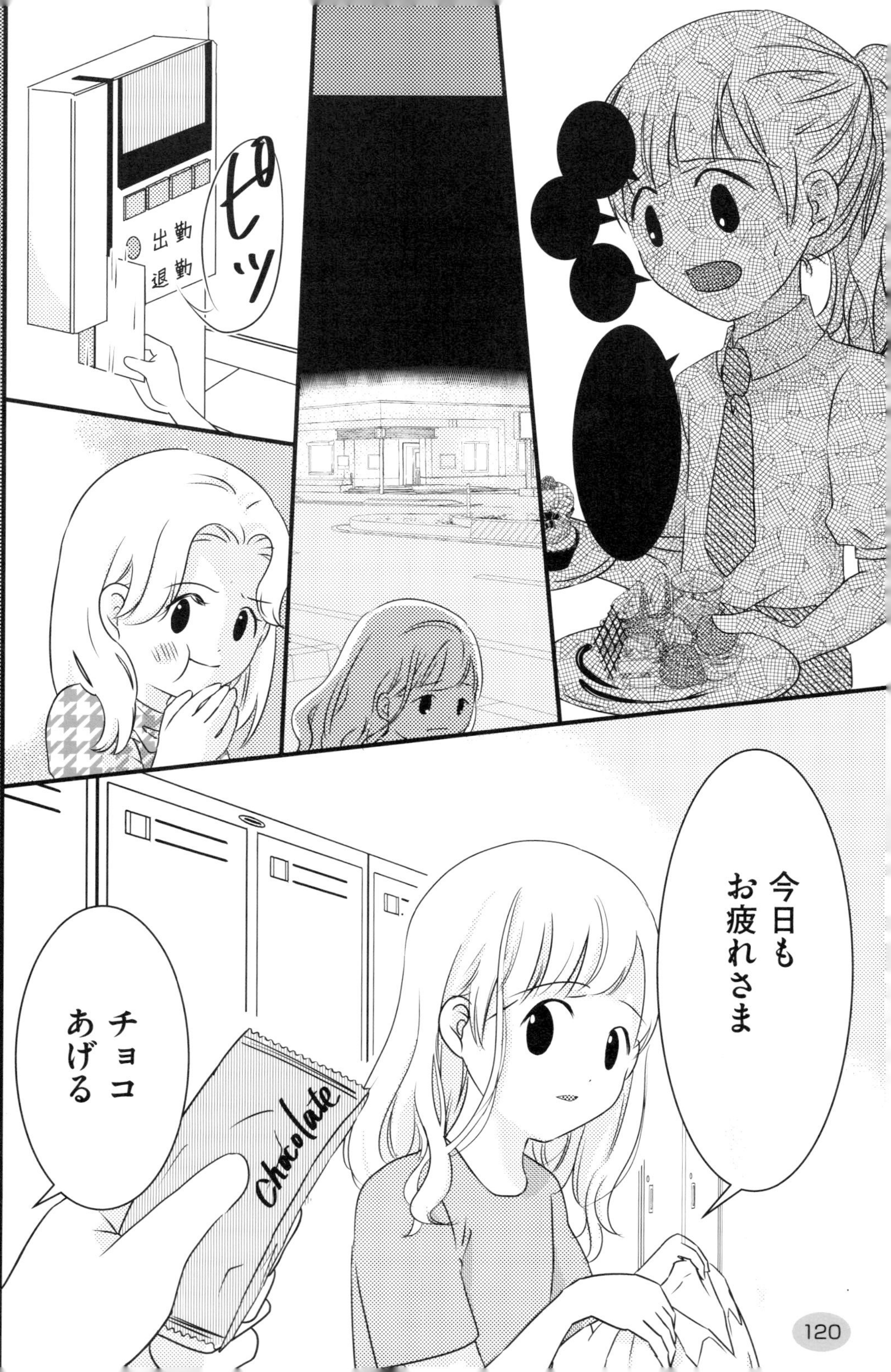
ピピッ
出勤
退勤
今日もお疲れさま
チョコあげる
Chocolate

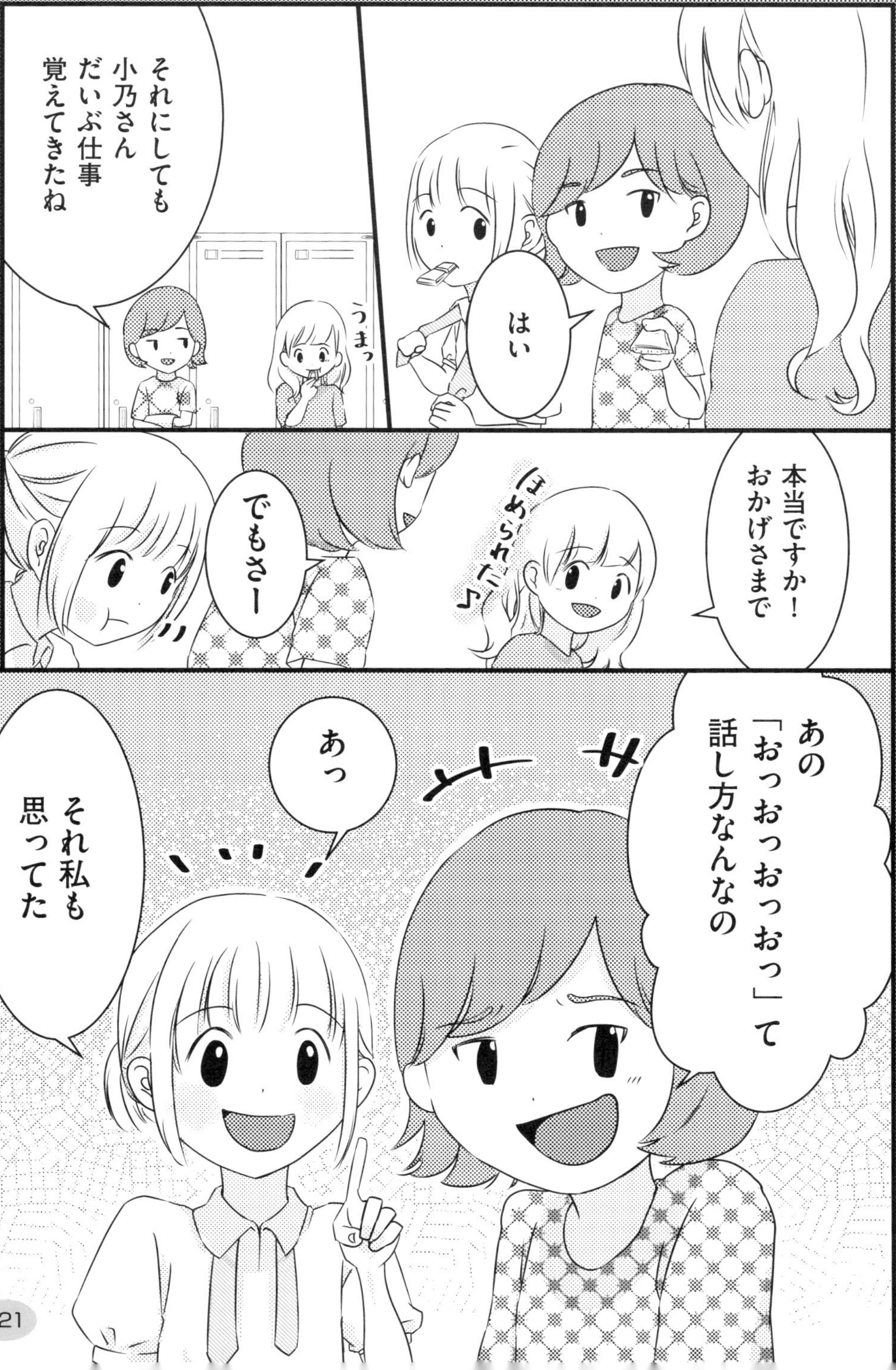
はい
それにしても小乃さんだいぶ仕事覚えてきたね
うまっ
本当ですか！おかげさまで
ほめられた♪
でもさー
あの「おっおっおっおっ」て話し方なんなの
ササ
あっ
それ私も思ってた

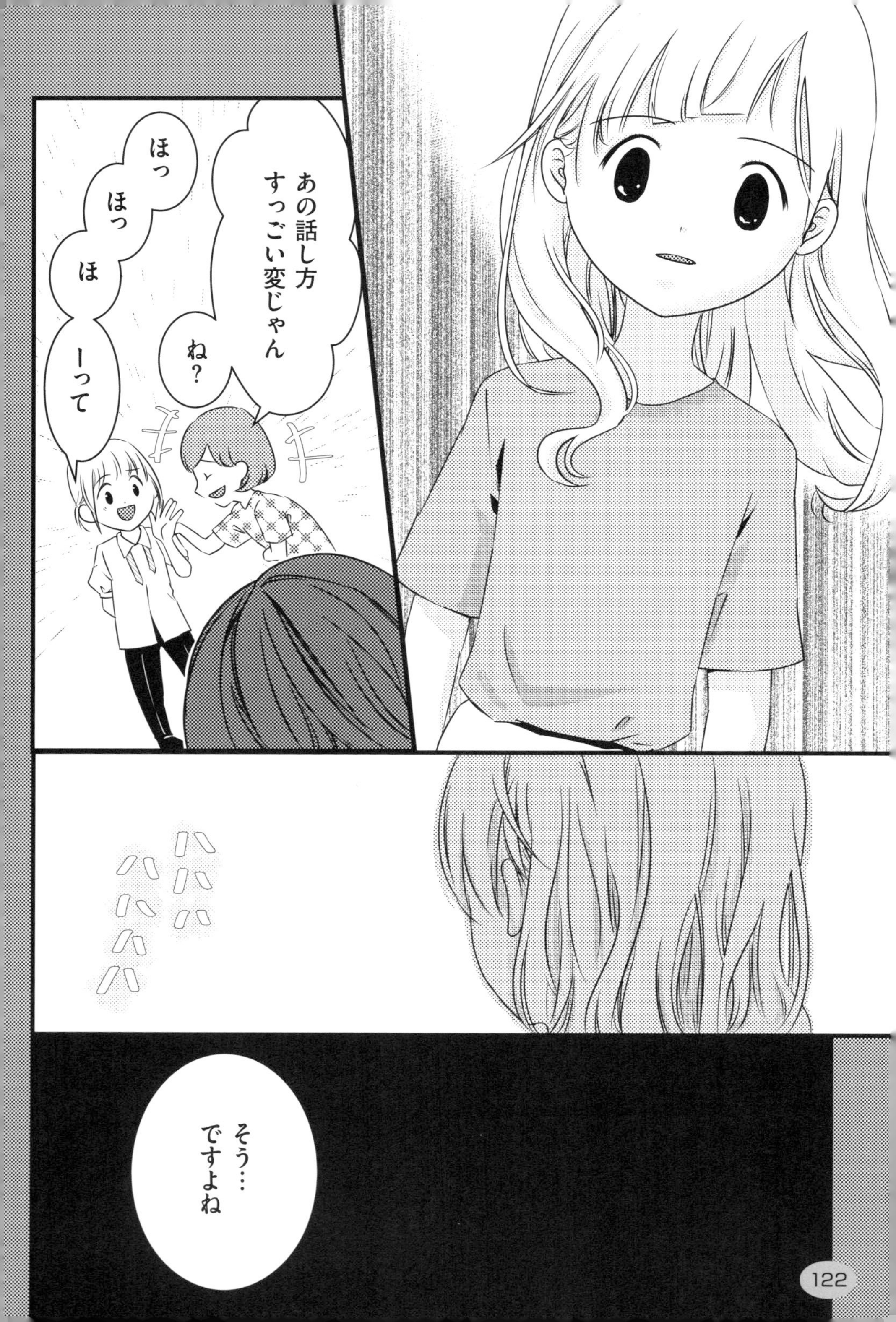

あの話し方
すっごい変じゃん
ね？
ほっ
ほっ
ほ
ーって
ハハハ
ハハハハ
そう…
ですよね

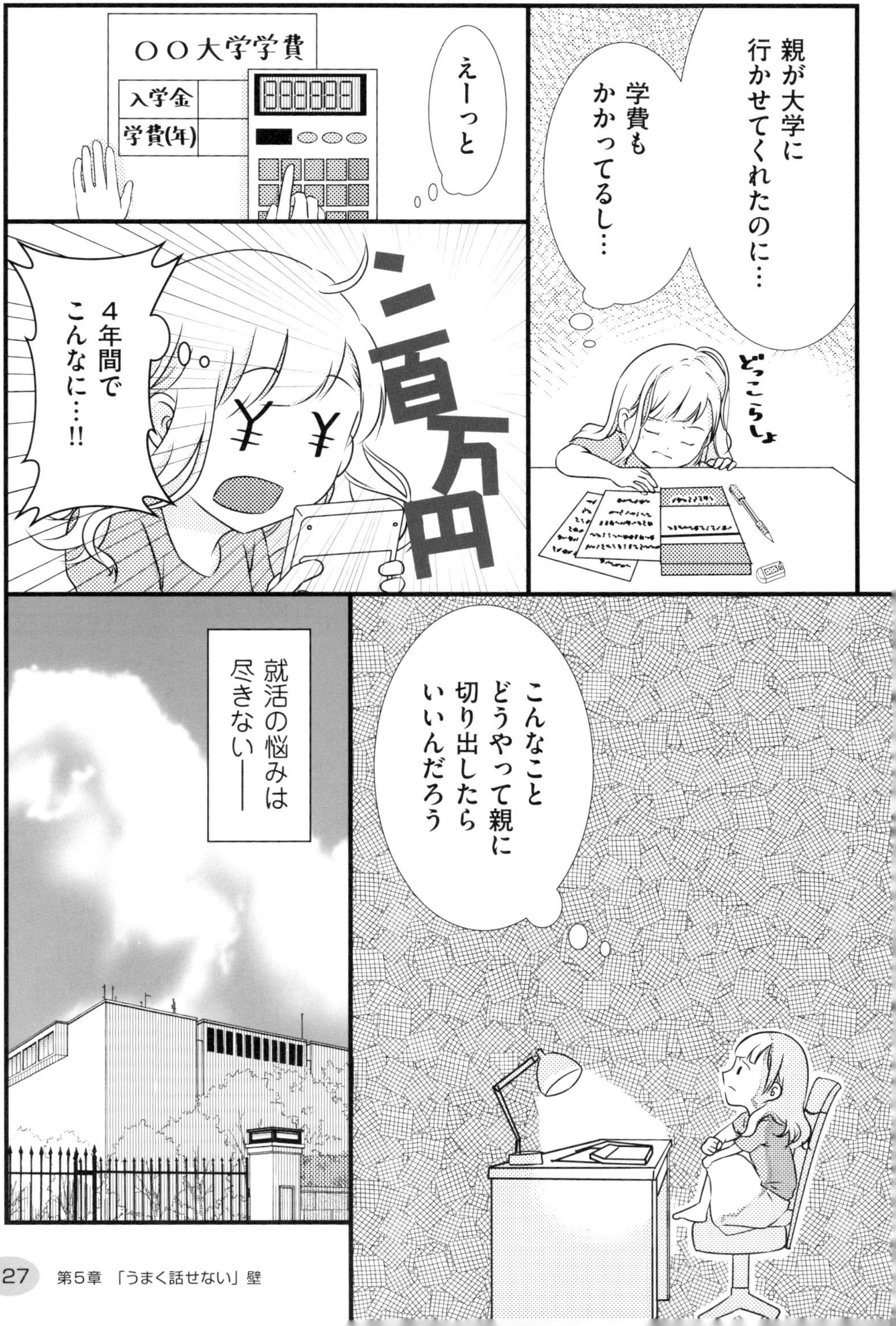

親が大学に行かせてくれたのに…
学費もかかってるし…
どっこらしょ
〇〇大学学費
入学金
学費(年)
えーっと
二百万円
4年間でこんなに…!!
こんなことどうやって親に切り出したらいいんだろう
就活の悩みは尽きない――

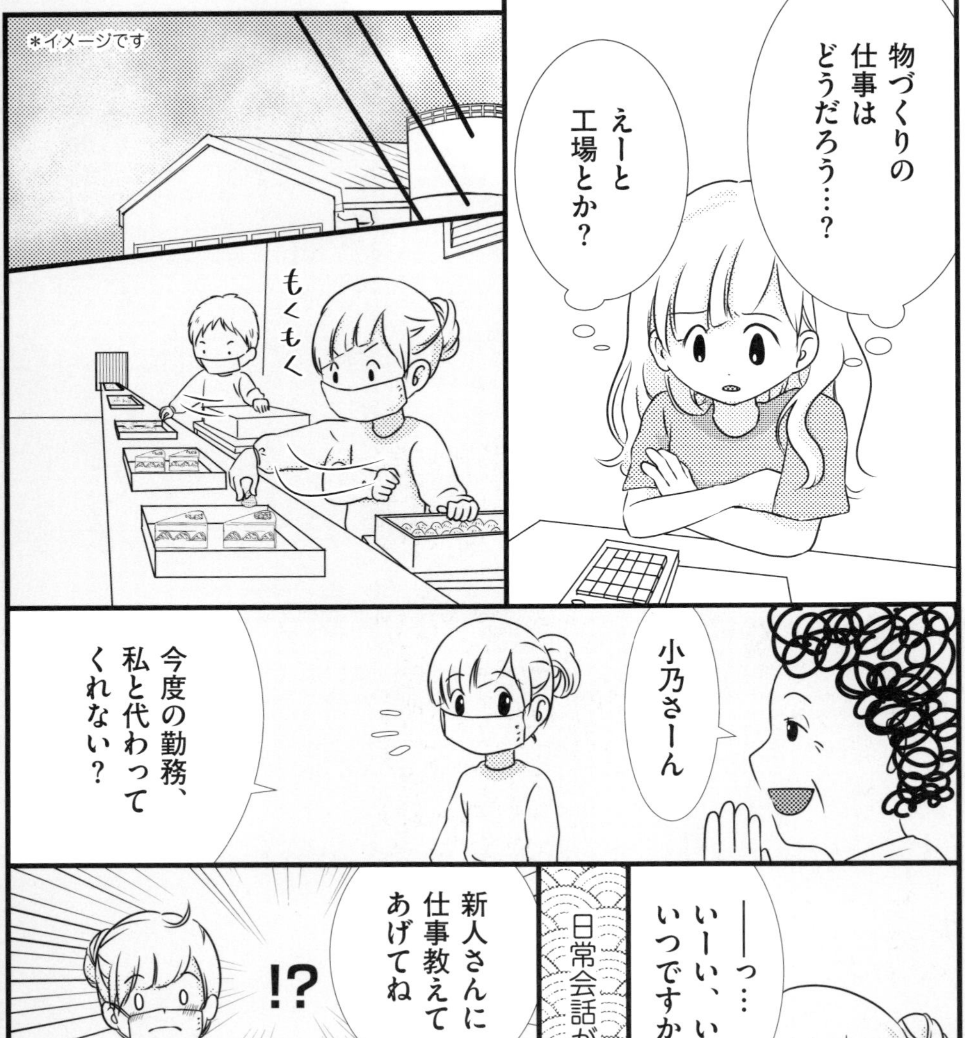
物づくりの
仕事は
どうだろう…？
えーと
工場とか？
＊イメージです
もくもく
小乃さーん
今度の勤務、
私と代わって
くれない？
――っ…
いーい、い、
いつですか？
日常会話が必要だ
新人さんに
仕事教えて
あげてね
!?

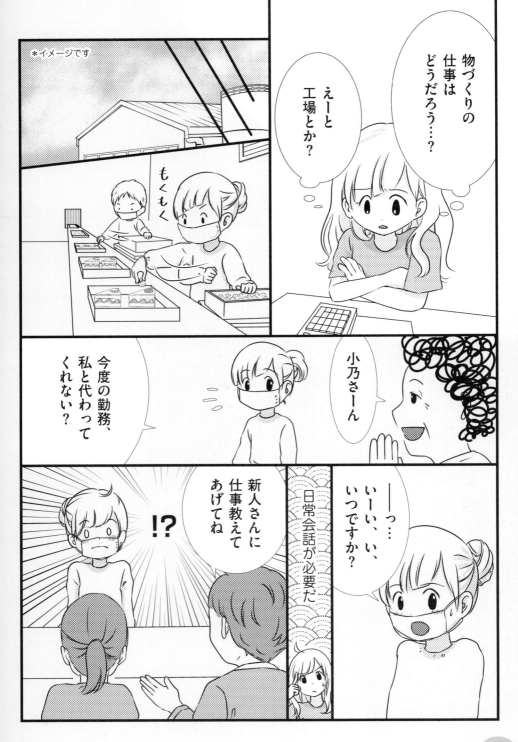

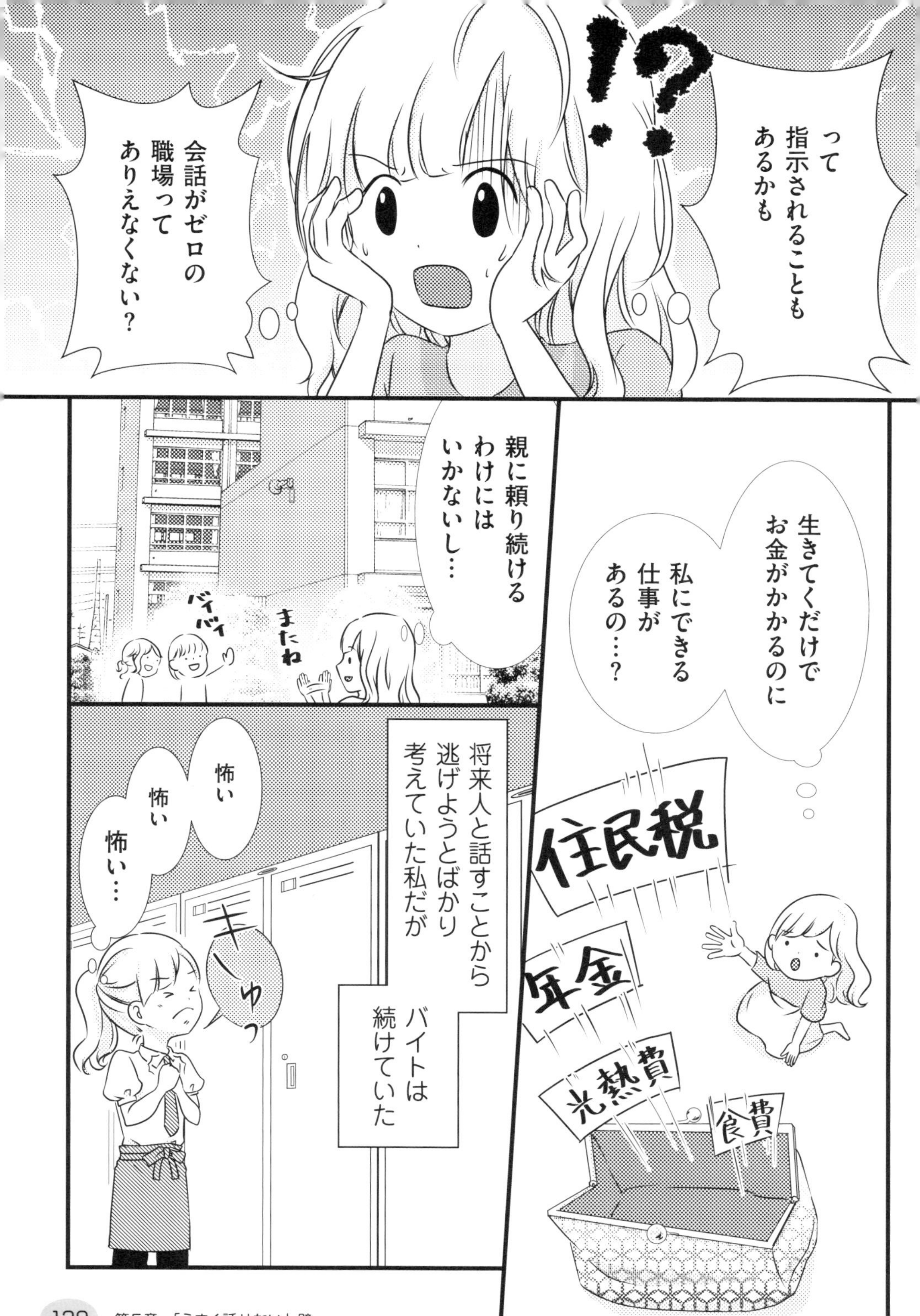

って
指示されることも
あるかも
!?
会話がゼロの
職場って
ありえなくない？
生きてくだけで
お金がかかるのに
私にできる
仕事が
あるの…？
住民税
年金
光熱費
食費
親に頼り続ける
わけには
いかないし…
バイバイ
またね
将来人と話すことから
逃げようとばかり
考えていた私だが
バイトは
続けていた
怖い
怖い
怖い…
キ〜ゅっ

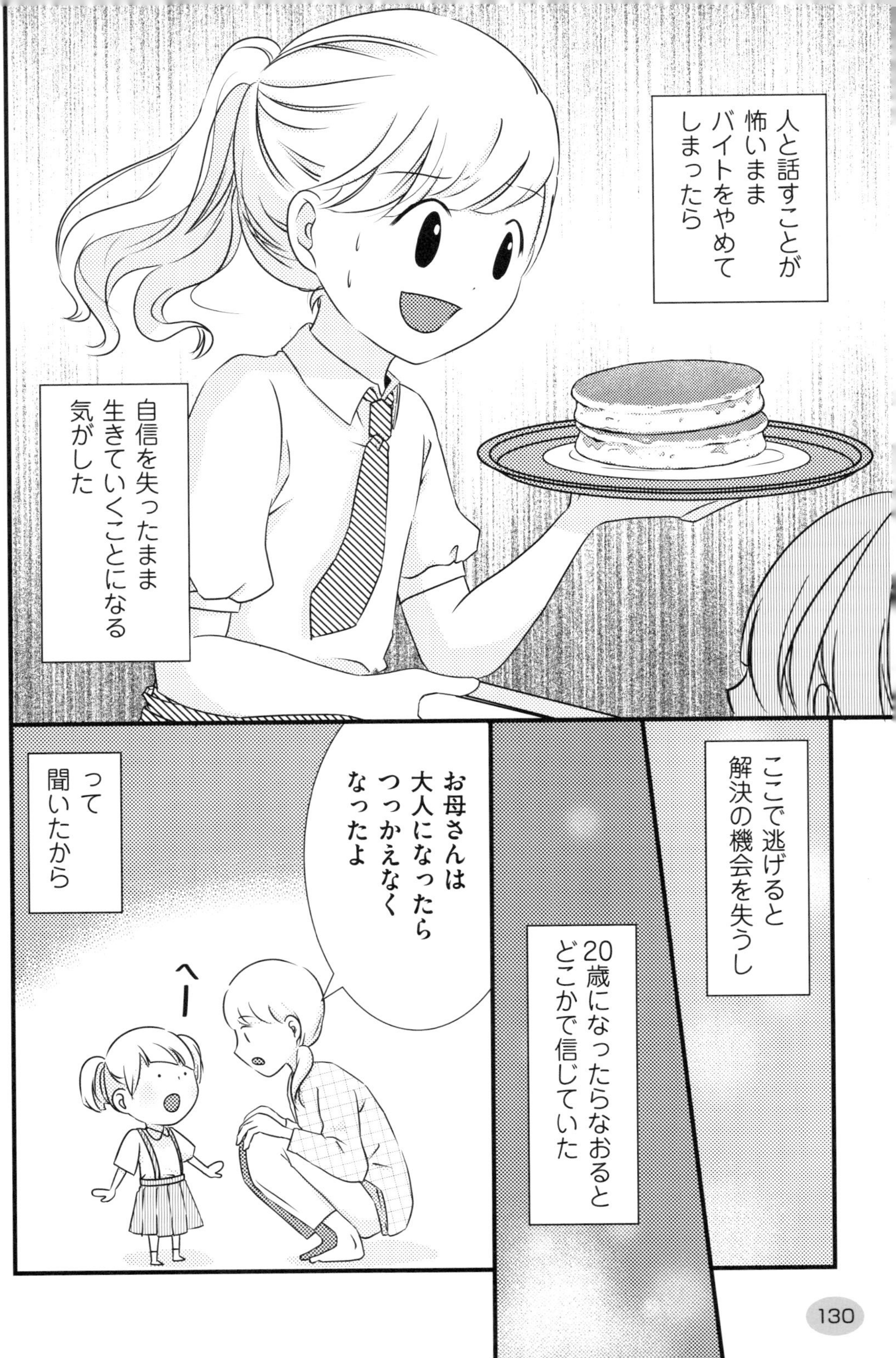
人と話すことが
怖いまま
バイトをやめて
しまったら
自信を失ったまま
生きていくことになる
気がした
ここで逃げると
解決の機会を失うし
20歳になったらなおると
どこかで信じていた
お母さんは
大人になったら
つっかえなく
なったよ
へー
って
聞いたから

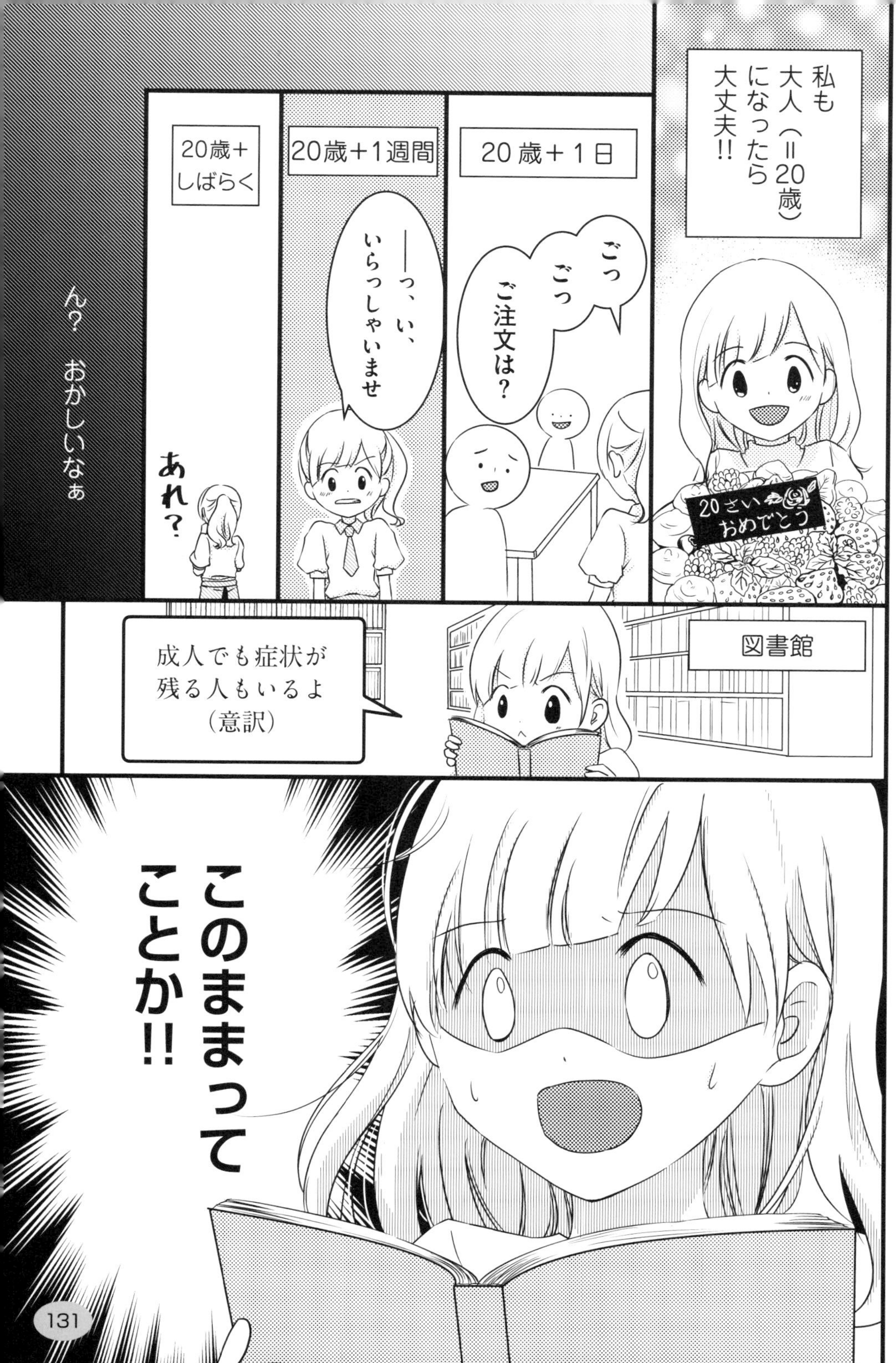

私も大人（＝20歳）になったら大丈夫!!
20さい おめでとう
20歳＋1日
ごっごっ
ご注文は？
20歳＋1週間
――っ、い、いらっしゃいませ
20歳＋しばらく
あれ？
ん？ おかしいなぁ
図書館
成人でも症状が残る人もいるよ（意訳）
このままってことか!!

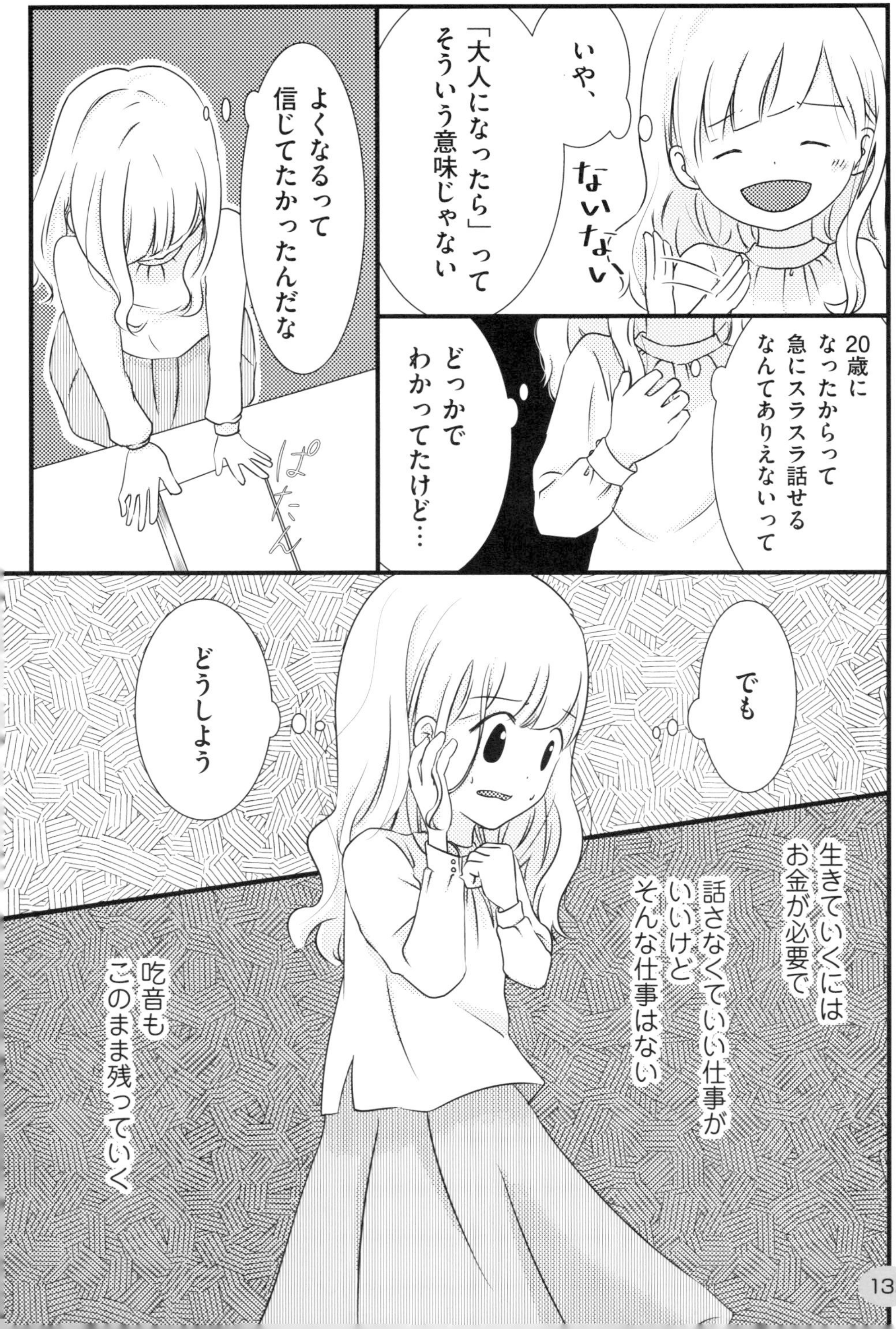
いや、
「大人になったら」って
そういう意味じゃない
ないない
20歳に
なったからって
急にスラスラ話せる
なんてありえないって
どっかで
わかってたけど…
よくなるって
信じてたかったんだな
ぱたん
でも
どうしよう
生きていくには
お金が必要で
話さなくていい仕事が
いいけど
そんな仕事はない
吃音も
このまま残っていく

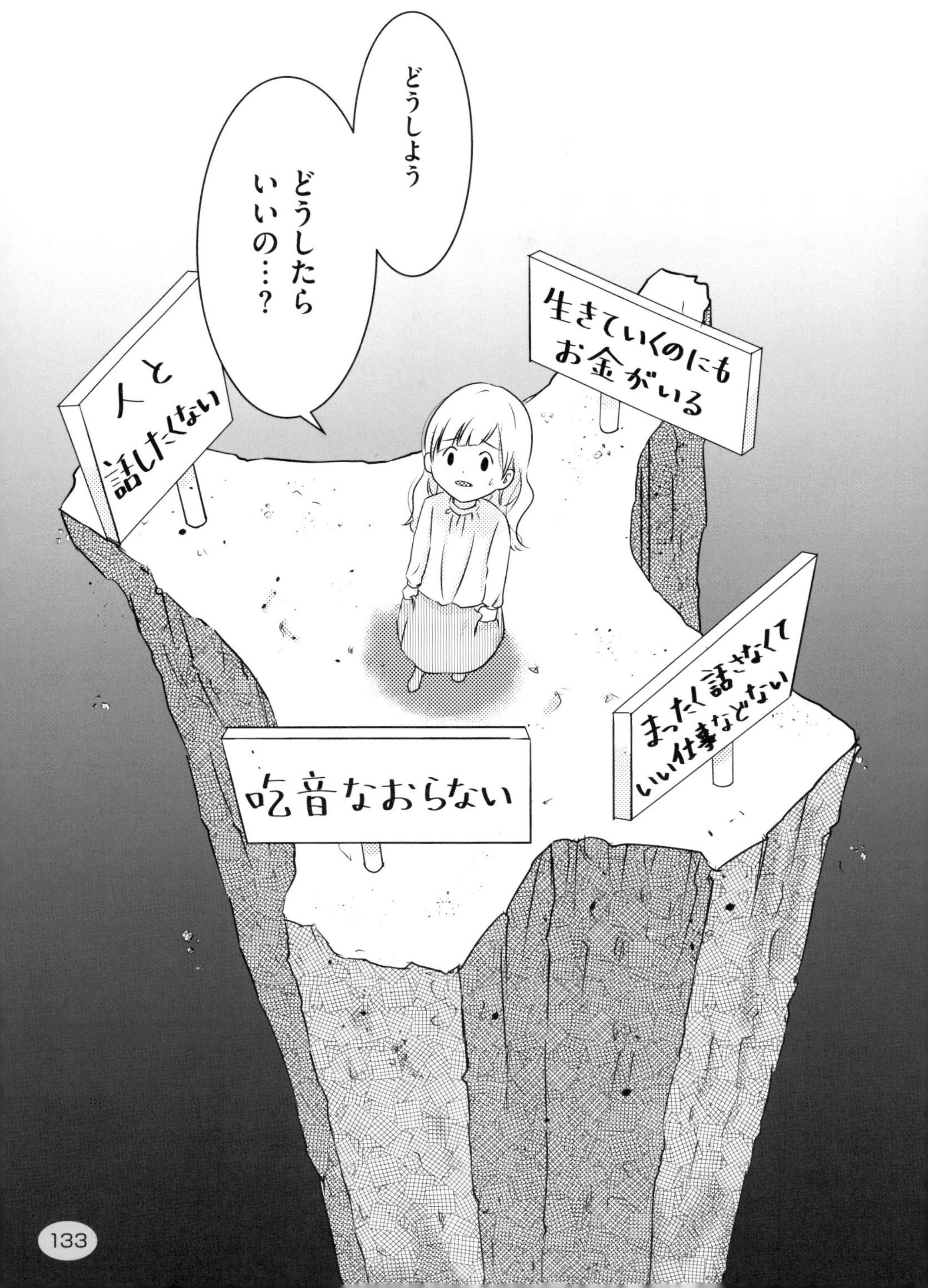
どうしよう
どうしたら
いいの…？
人と
話したくない
生きていくのにも
お金がいる
まったく話さなくて
いい仕事などない
吃音なおらない

解説 ③

まわりの人ができること①

医学博士　菊池良和

「言えなかったら、私が代わりに話してあげるよ」

「私、吃音があるんだけど……」とある日、友達から打ち明けられたらどうしますか？「全然気にならなかったよ」「そういえば、話すときに少し言いにくそうだったよね」という受け答えをする人が多いかもしれません。

他人に自分の吃音を打ち明けるときは、困った場面に直面していることが多いのです。人前での発表が怖かったり、館内放送の担当になって助けてほしいと思っていたり、自分の話し方を人がどう思っているのか、「言葉が詰まって、変な人に思われていないだろうか」と不安に思っているのかもしれません。

本人が自分の気持ちを伝えることに不安を感じているようであれば、「言えなかったら、私が代わりに話してあげるよ」と約束してあげるだけで安心します。また、流暢に話せないことで、誤解されているようだったら、「吃音があるから、誤解しないであげて」とまわりの人に伝えることも、近くにいる人ができることです。

第6章

私の救世主

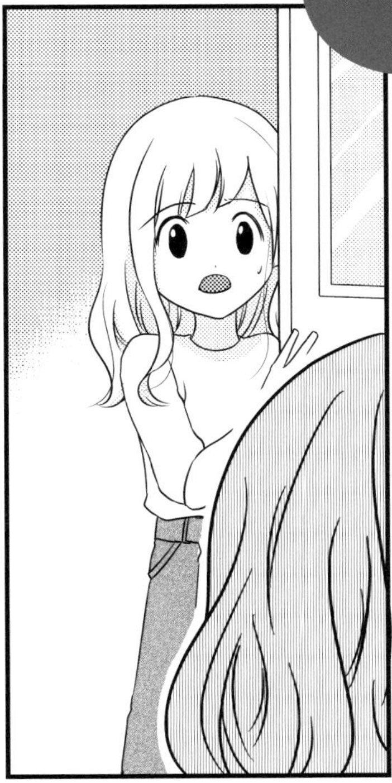

ターニングポイント

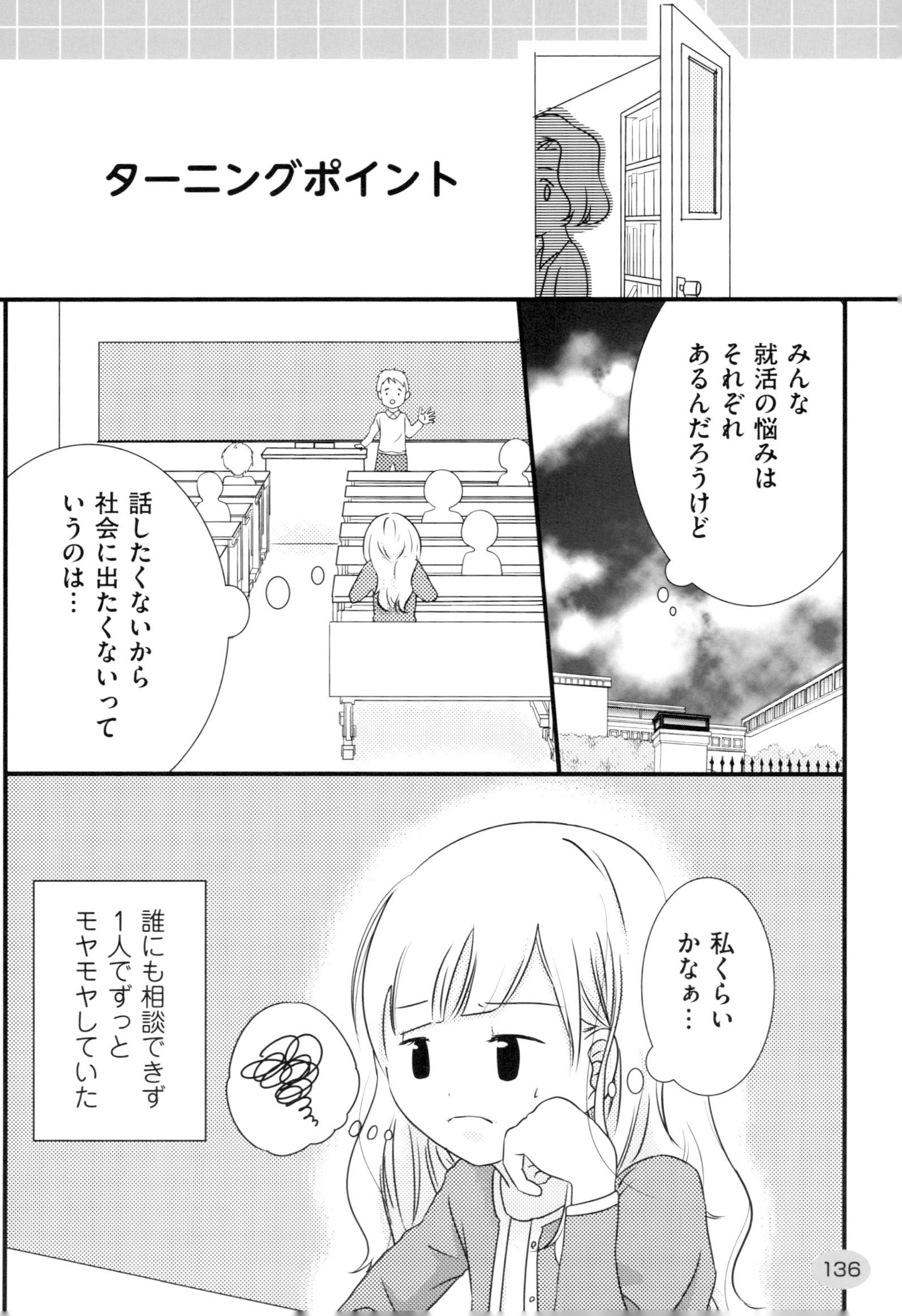
みんな就活の悩みはそれぞれあるんだろうけど
話したくないから社会に出たくないっていうのは…
私くらいかなぁ…
誰にも相談できず1人でずっとモヤモヤしていた

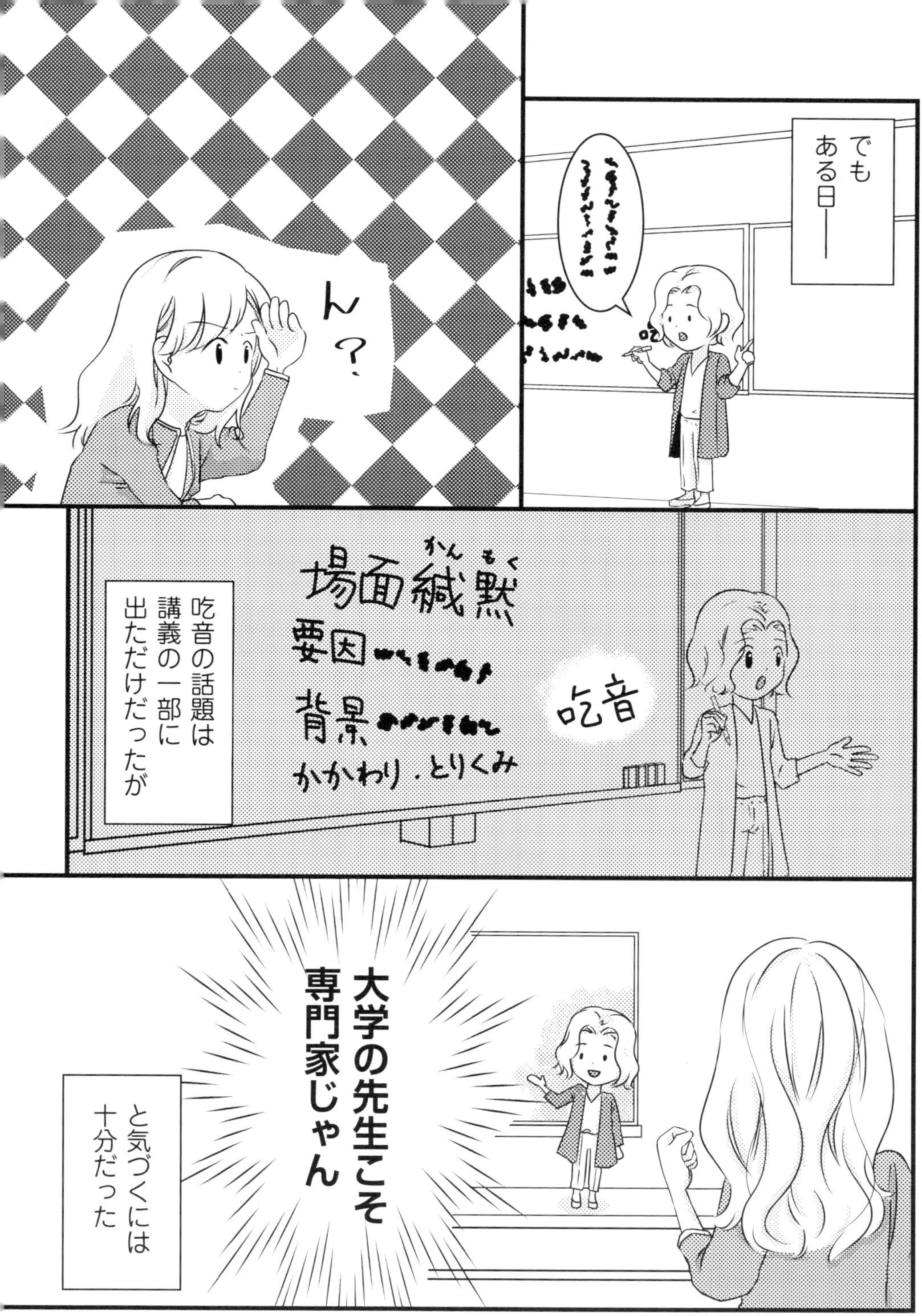
でも
ある日――
吃
ん？
吃音の話題は講義の一部に出ただけだったが
場面緘黙《かんもく》
要因
背景
かかわり、とりくみ
吃音
大学の先生こそ専門家じゃん
と気づくには十分だった

でも一対一で話したことないいんだよなぁ
心理学研究室
突然すみません
先生にお伺いしたいことがあって
ええいいですよ
どうぞ

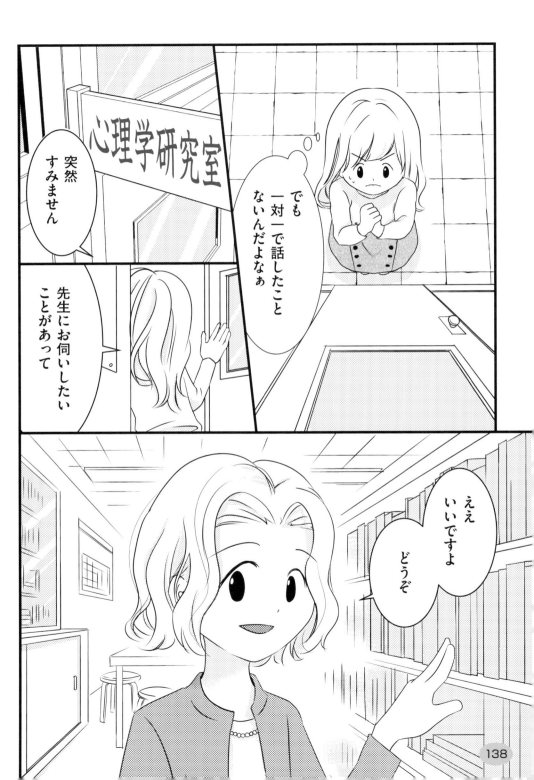

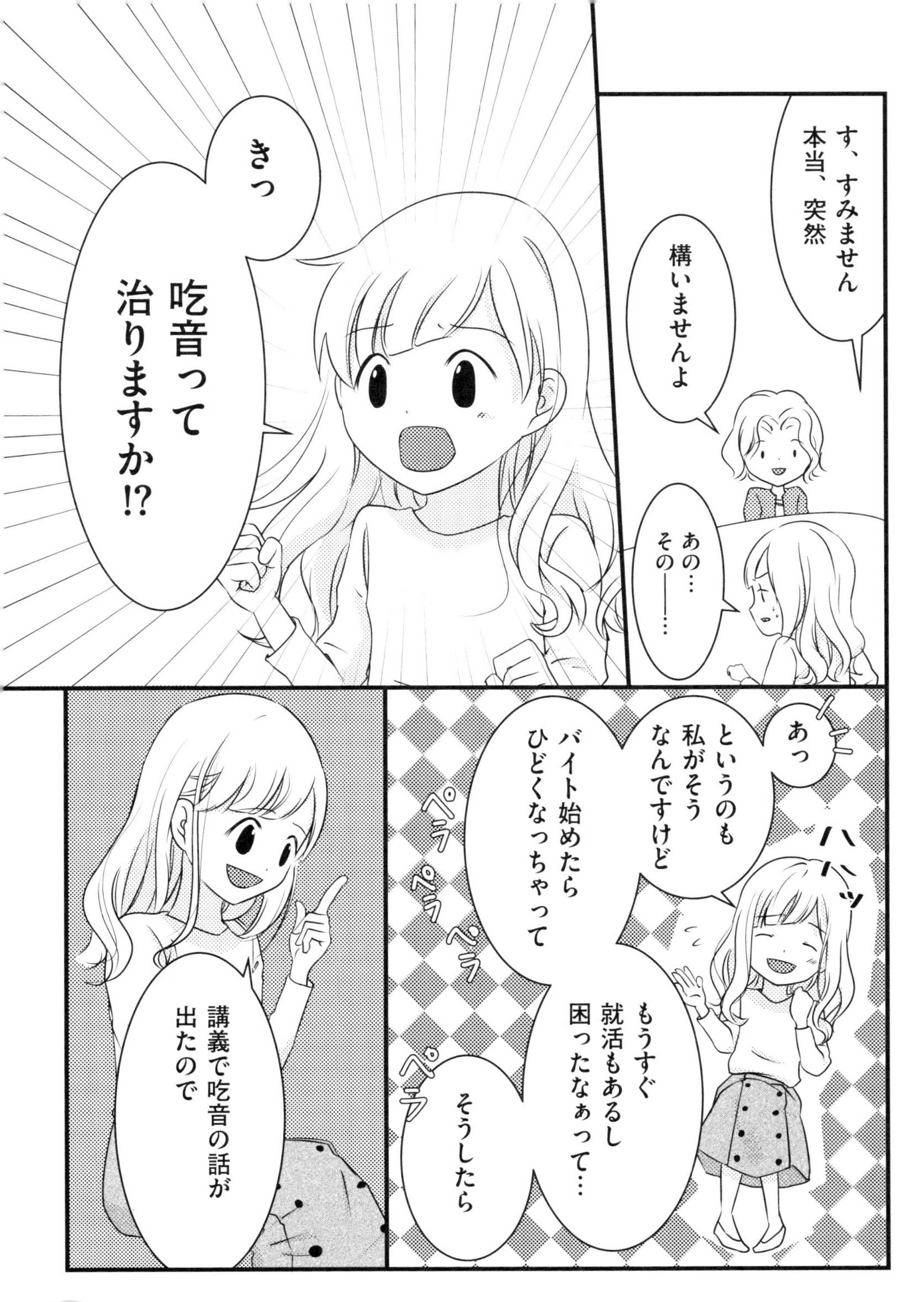
す、すみません
本当、突然
構いませんよ
あの…
その——…
きっ
吃音って
治りますか!?
あっ
というのも
私がそう
なんですけど
バイト始めたら
ひどくなっちゃって
ハハッ
ペラ
ペラ
ペラ
ペラ
もうすぐ
就活もあるし
困ったなぁって…
そうしたら
講義で吃音の話が
出たので

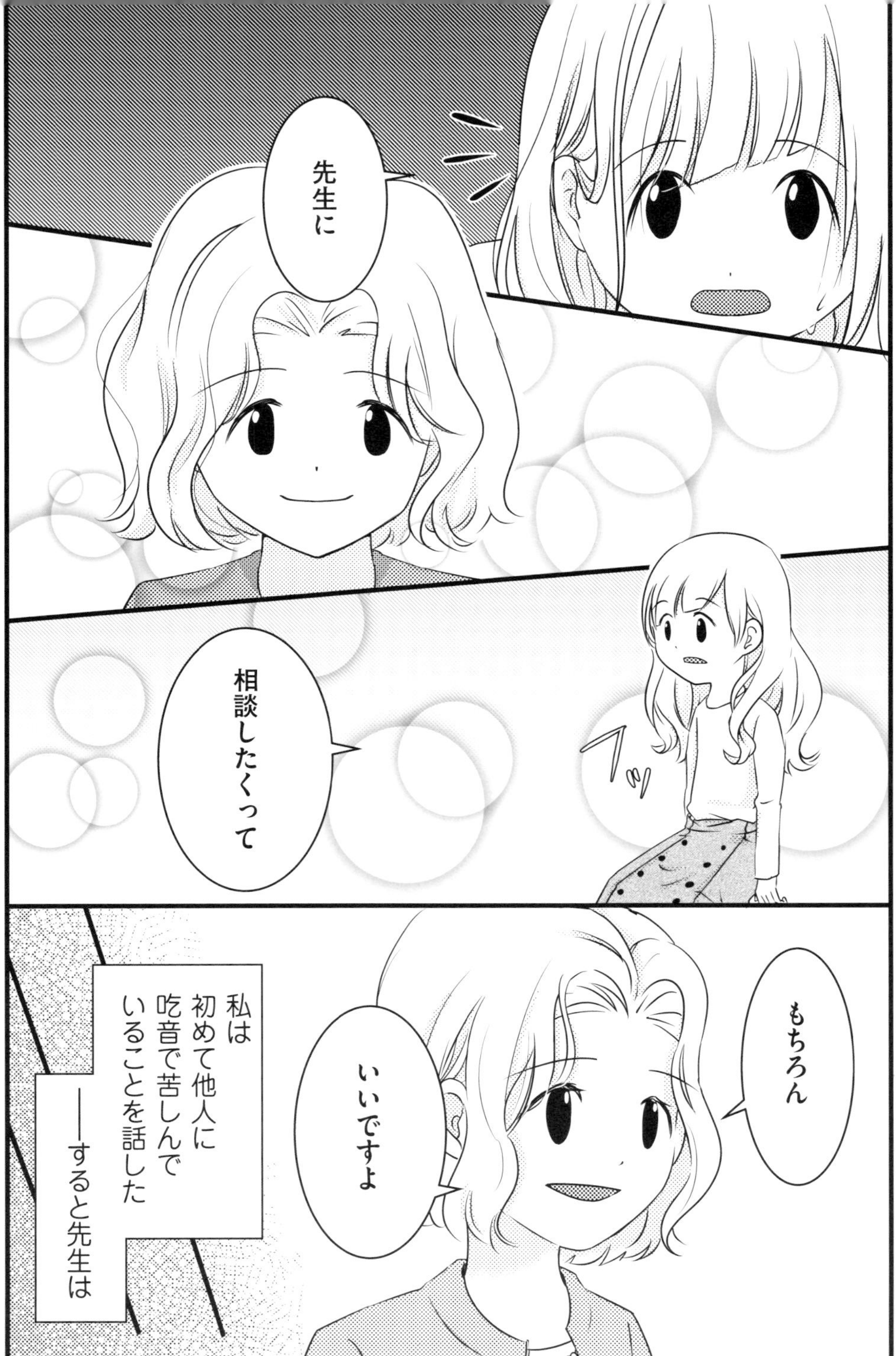

先生に
相談したくって
ハッ
もちろん
いいですよ
私は
初めて他人に
吃音で苦しんで
いることを話した
――すると先生は

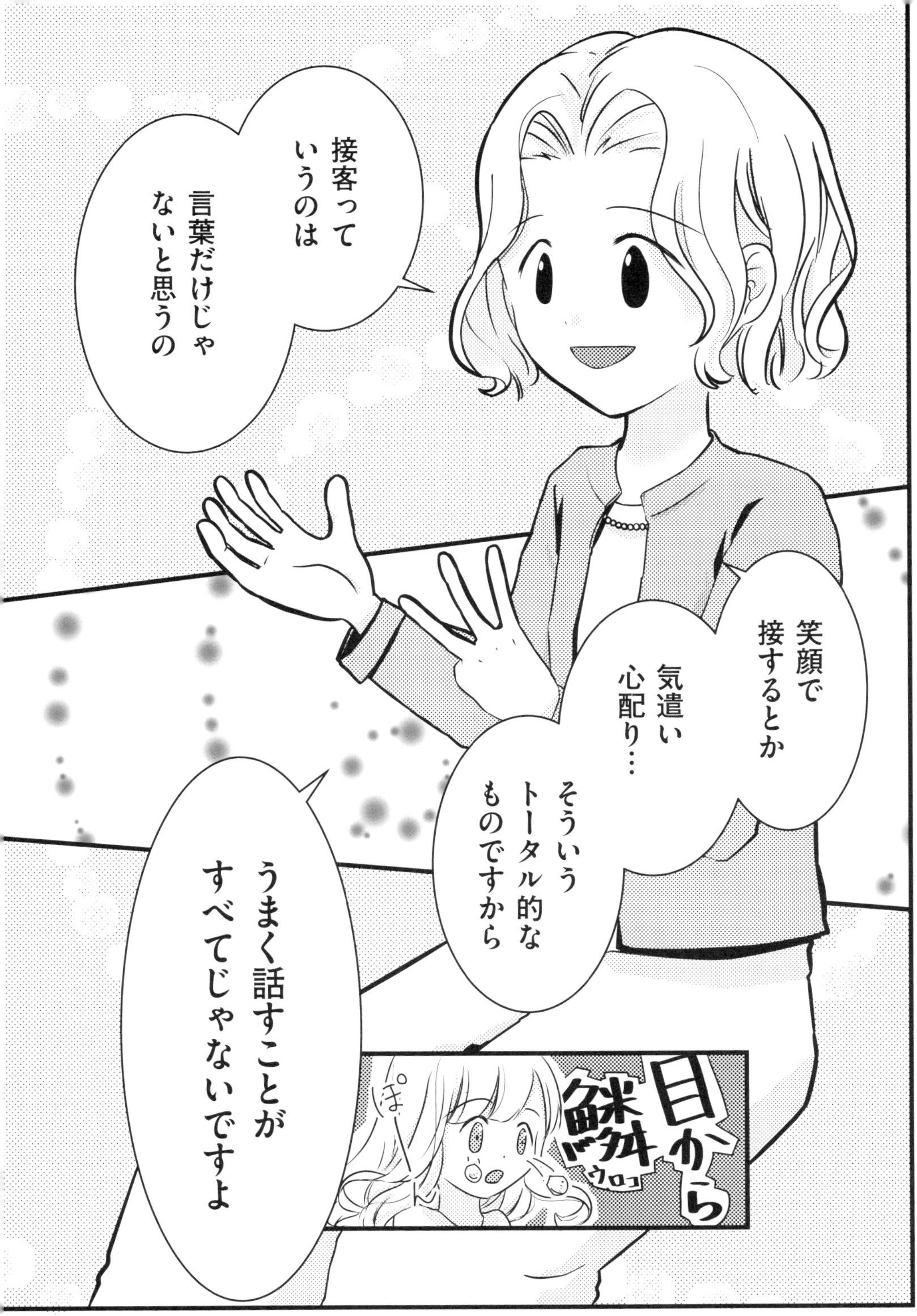
接客っていうのは
言葉だけじゃないと思うの
笑顔で接するとか
気遣い心配り…
そういうトータル的なものですから
うまく話すことがすべてじゃないですよ
目から鱗《ウロコ》
ぽ

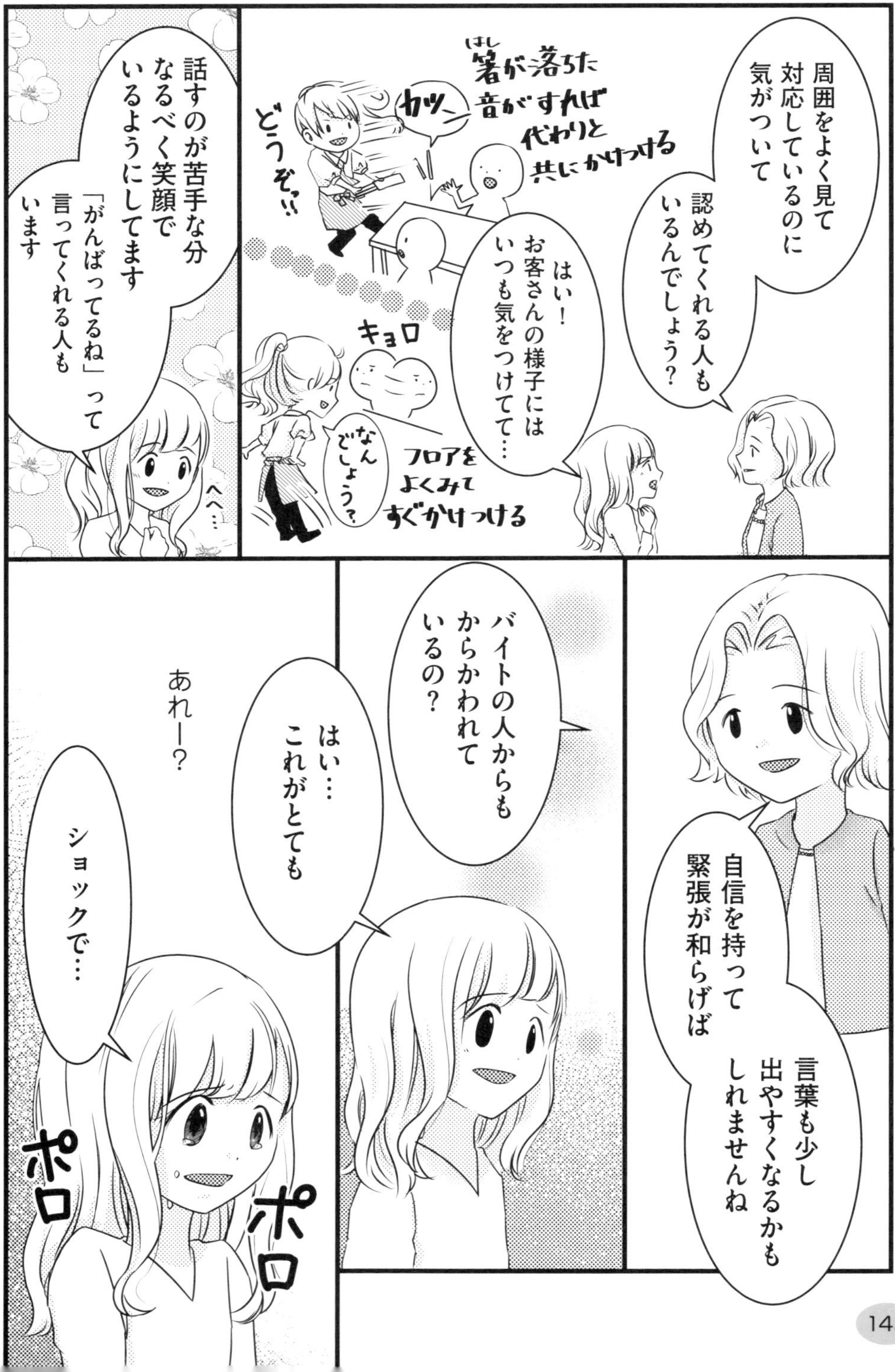
周囲をよく見て
対応しているのに
気がついて
認めてくれる人も
いるんでしょう？
はい！
お客さんの様子には
いつも気をつけてて…
箸《はし》が落ちた
音がすれば
代わりと
共にかけつける
カツ_
どうぞっ!!
キョロ
なんでしょう？
フロアを
よくみて
すぐかけつける
話すのが苦手な分
なるべく笑顔で
いるようにしてます
「がんばってるね」って
言ってくれる人も
います
へへ…
自信を持って
緊張が和らげば
言葉も少し
出やすくなるかも
しれませんね
バイトの人からも
からかわれて
いるの？
はい…
これがとても
あれー？
ショックで…
ポロ
ポロ

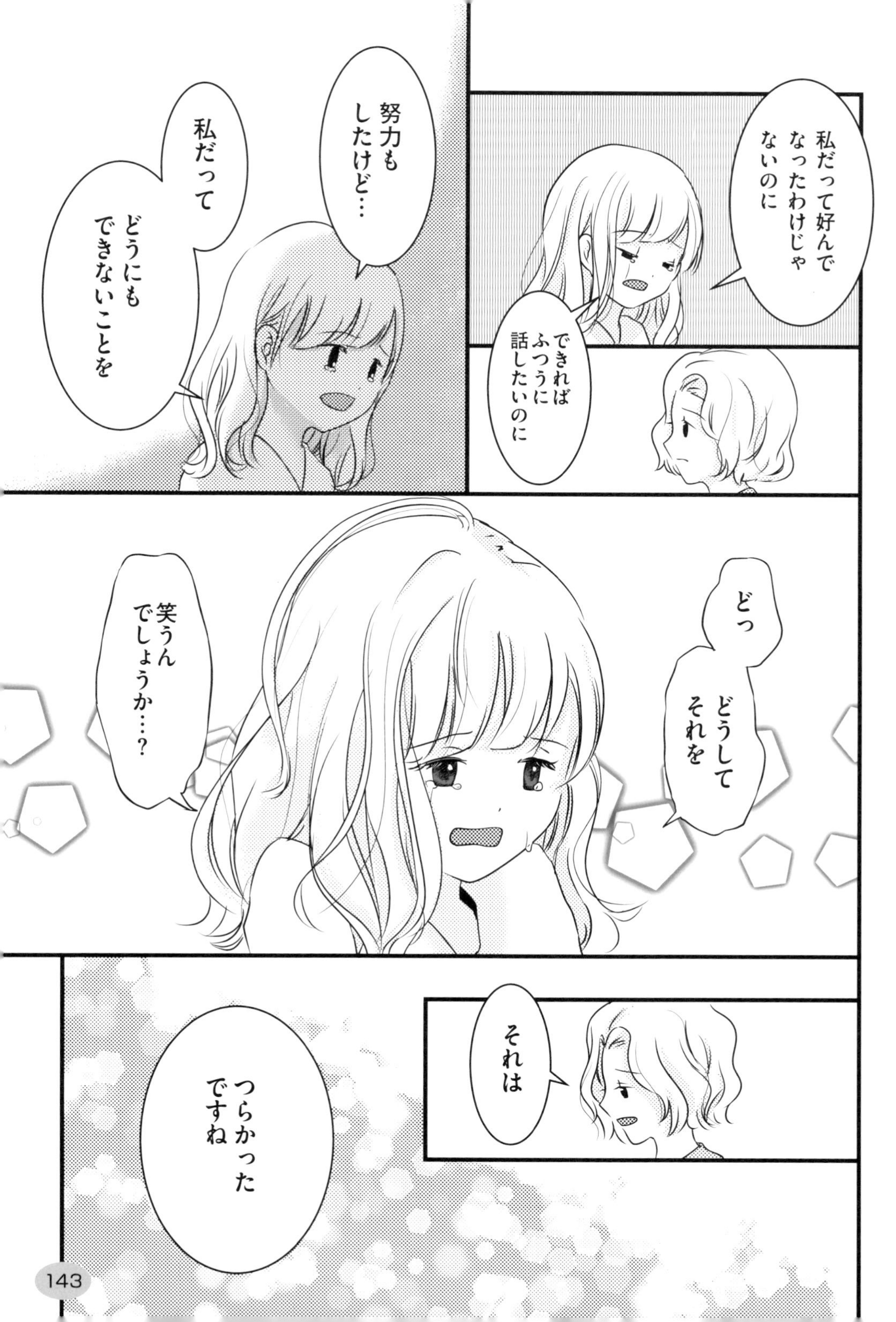

私だって好んでなったわけじゃないのに
できればふつうに話したいのに
努力もしたけど…
私だって
どうにもできないことを
どっ
どうしてそれを
笑うんでしょうか…？
それは
つらかったですね

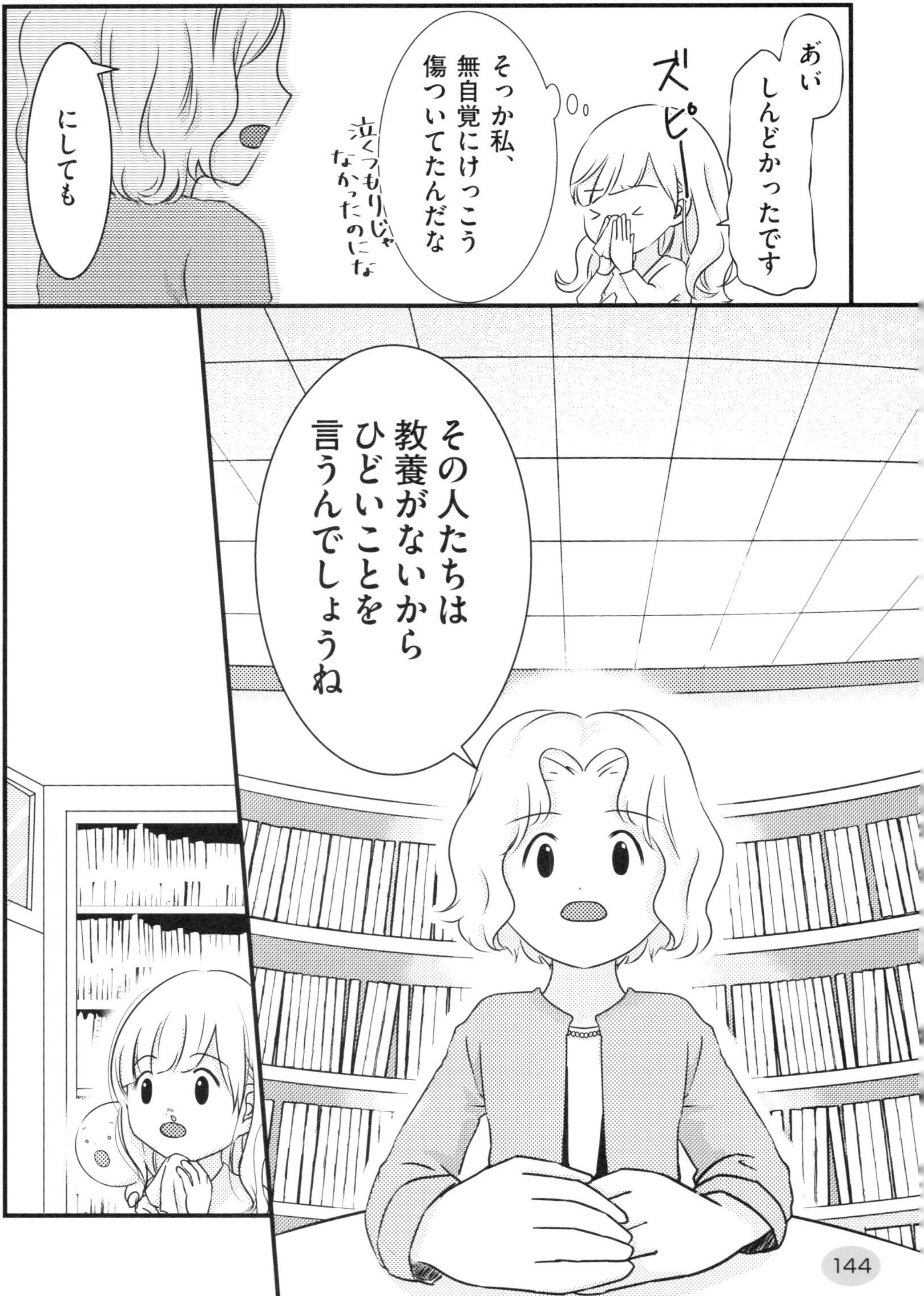
あい しんどかったです
ズピー
そっか私、無自覚にけっこう傷ついてたんだな
泣くつもりじゃなかったのにな
にしても
その人たちは教養がないからひどいことを言うんでしょうね

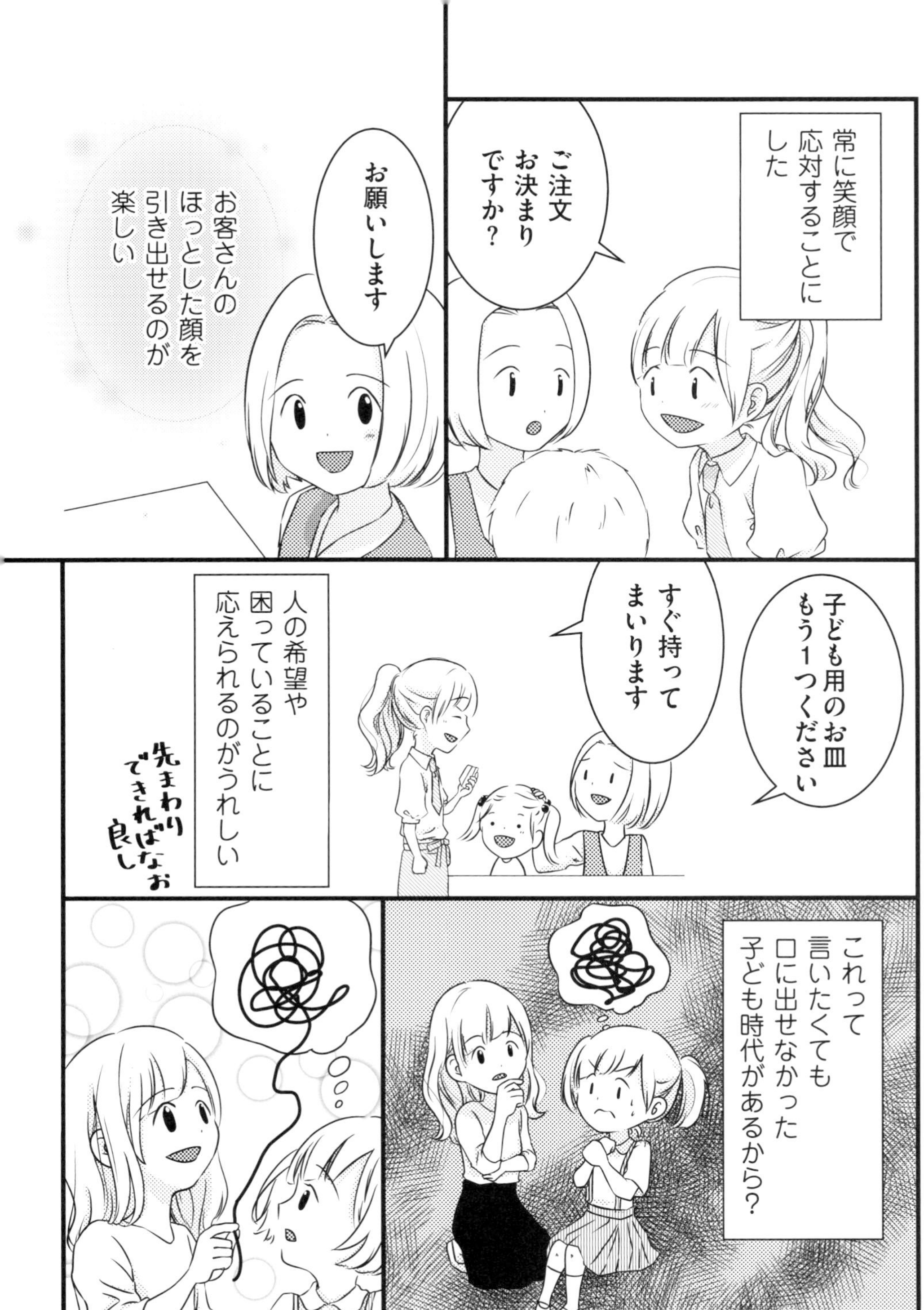
常に笑顔で応対することにした
ご注文お決まりですか？
お願いします
お客さんのほっとした顔を引き出せるのが楽しい
子ども用のお皿もう1つください
すぐ持ってまいります
人の希望や困っていることに応えられるのがうれしい
先まわりできればなお良し
これって言いたくても口に出せなかった子ども時代があるから？

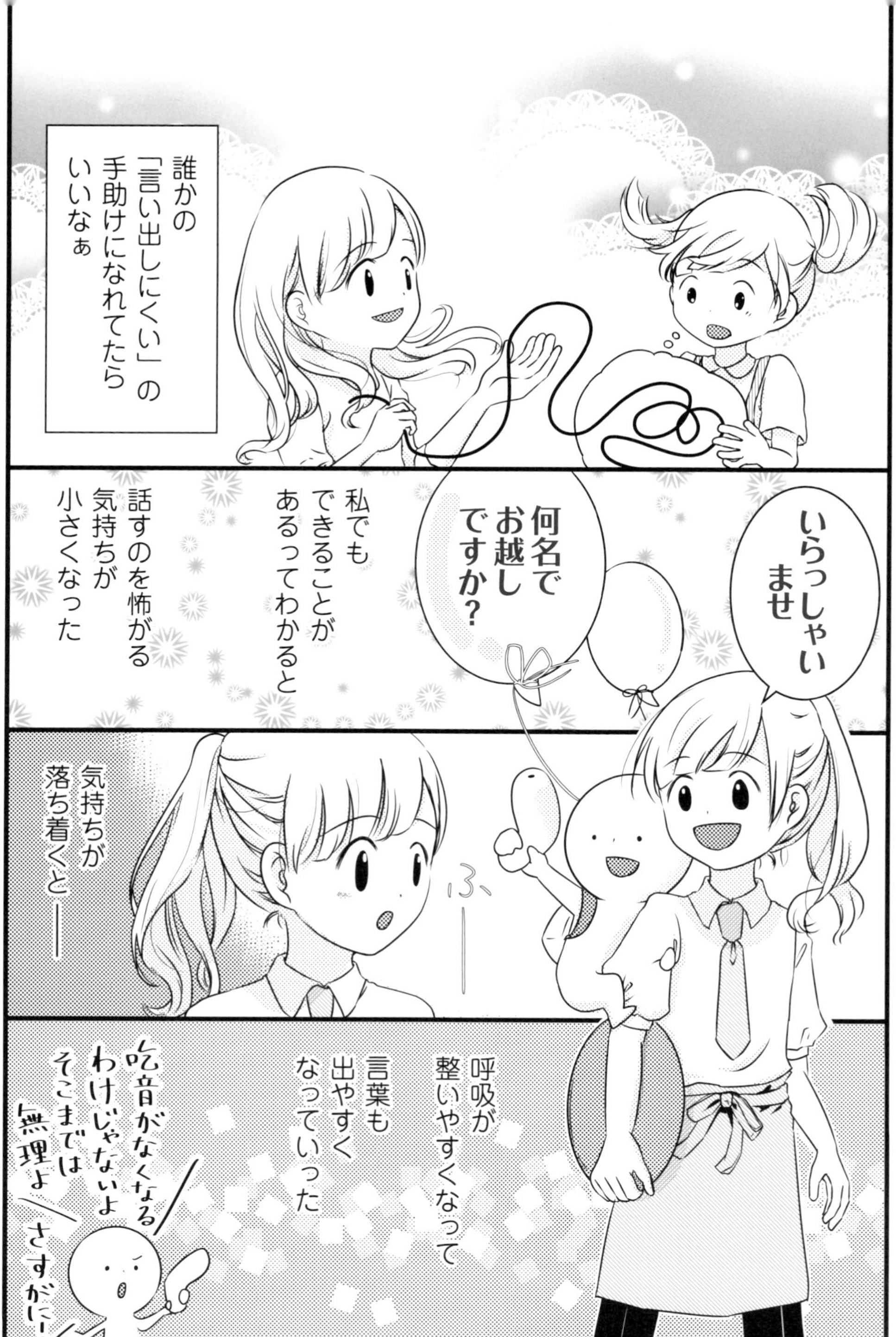
誰かの「言い出しにくい」の手助けになれてたらいいなぁ
いらっしゃいませ
何名でお越しですか?
私でもできることがあるってわかると
話すのを怖がる気持ちが小さくなった
ふ、ー
気持ちが落ち着くと——
呼吸が整いやすくなって
言葉も出やすくなっていった
吃音がなくなるわけじゃないよ
そこまでは無理よ
さすがに!

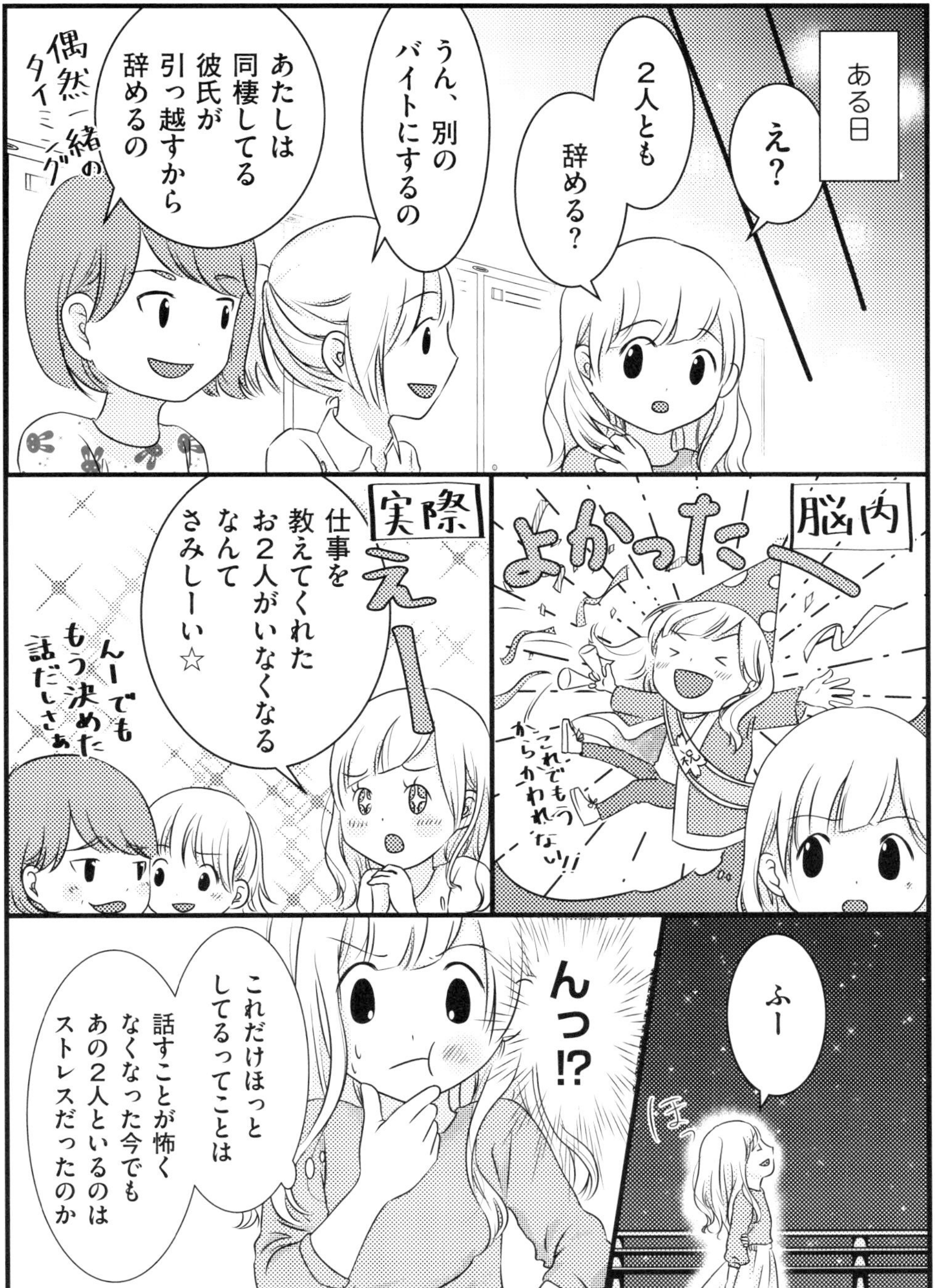
ある日
え？
2人とも辞める？
うん、別のバイトにするの
あたしは同棲してる彼氏が引っ越すから辞めるの
偶然一緒のタイミング
脳内
よかったー
これでもうからかわれない!!
実際
えー
仕事を教えてくれたお2人がいなくなるなんてさみしーい☆
んーでももう決めた話だしさぁ
ふー
ほっ
んっ!?
これだけほっとしてるってことは
話すことが怖くなくなった今でもあの2人といるのはストレスだったのか

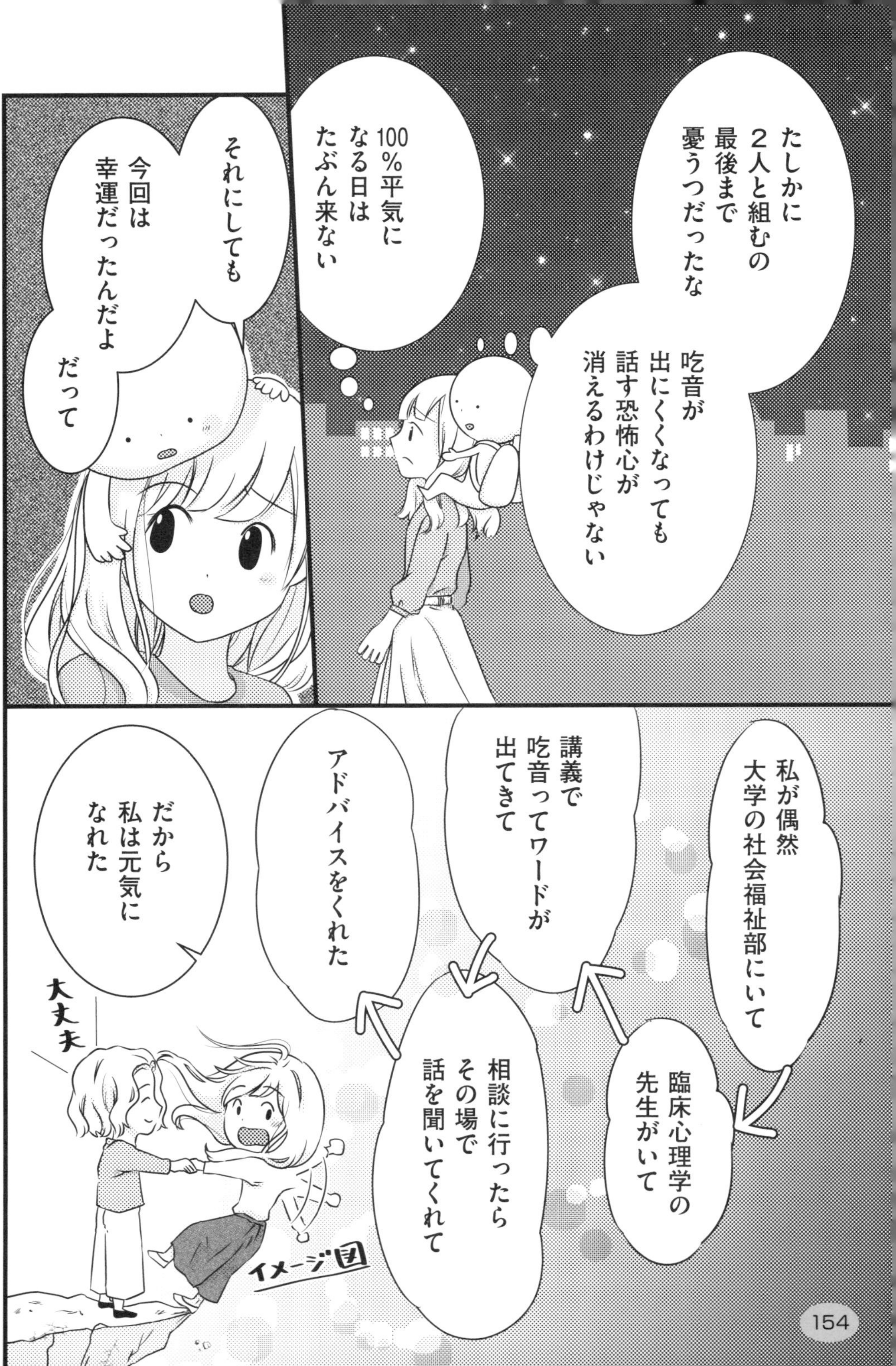

たしかに2人と組むの最後まで憂うつだったな
吃音が出にくくなっても話す恐怖心が消えるわけじゃない
100％平気になる日はたぶん来ない
それにしても今回は幸運だったんだよ だって
私が偶然大学の社会福祉部にいて
臨床心理学の先生がいて
講義で吃音ってワードが出てきて
相談に行ったらその場で話を聞いてくれて
アドバイスをくれた
だから私は元気になれた
大丈夫
イメージ図

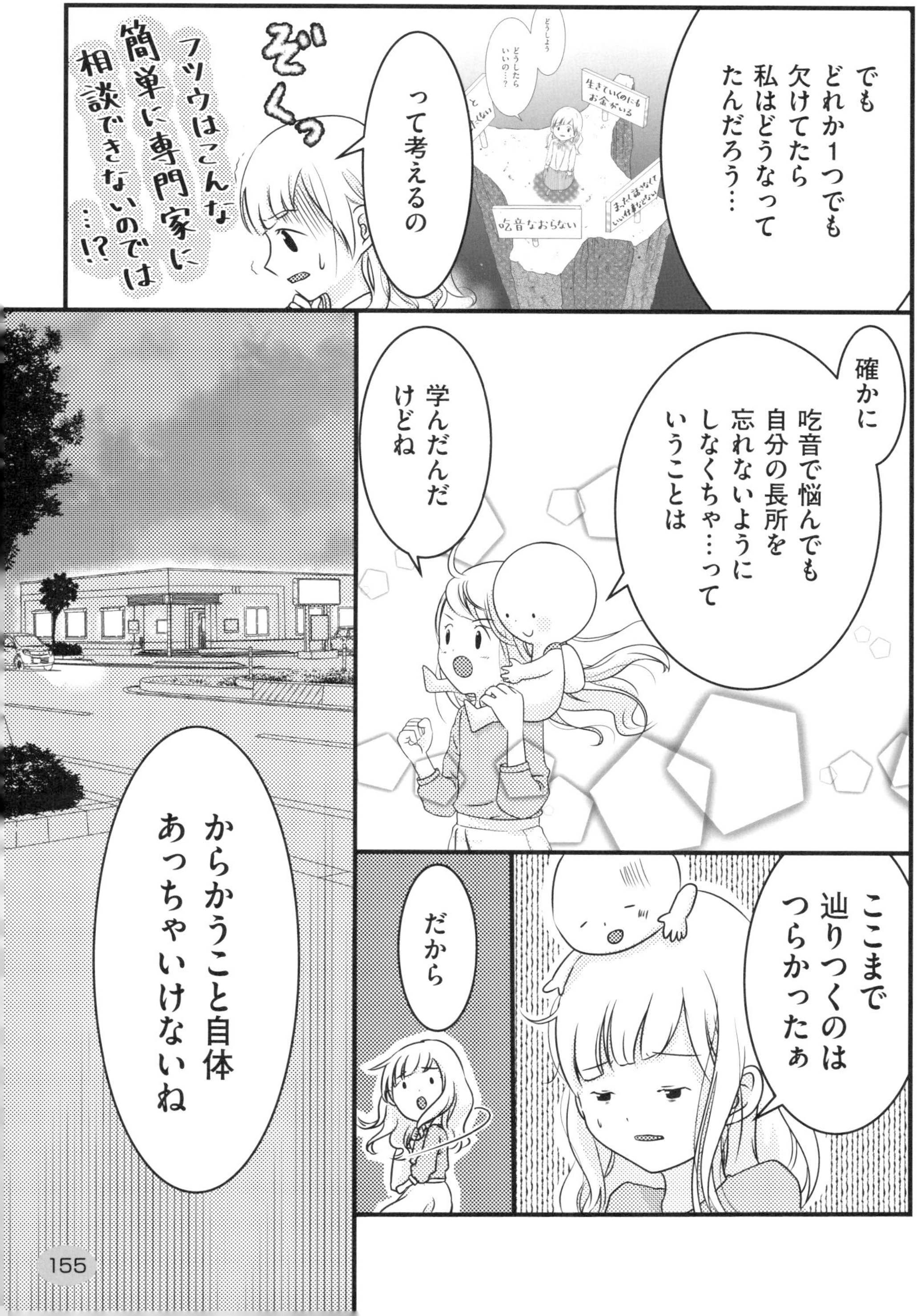
でも
どれか1つでも
欠けてたら
私はどうなって
たんだろう…
どうしよう
どうしたら
いいの…？
生きていくのにも
お金がいる
まったく話さなくて
いい仕事などない
吃音なおらない
って考えるの
ぞくっ
フツウはこんな
簡単に専門家に
相談できないのでは
…!?
確かに
吃音で悩んでも
自分の長所を
忘れないように
しなくちゃ…って
いうことは
学んだんだ
けどね
ここまで
辿りつくのは
つらかったぁ
だから
からかうこと自体
あっちゃいけないね

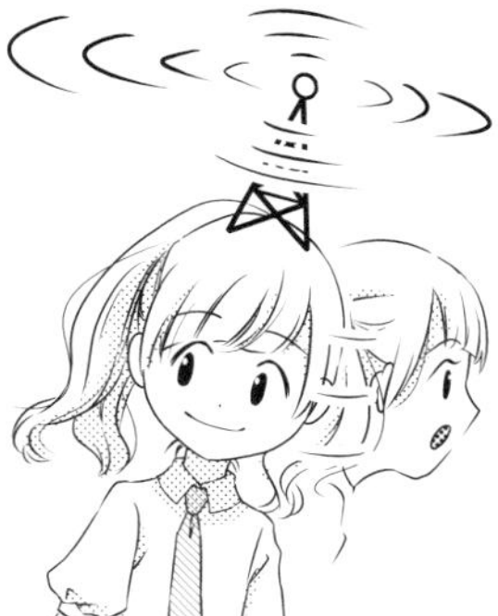

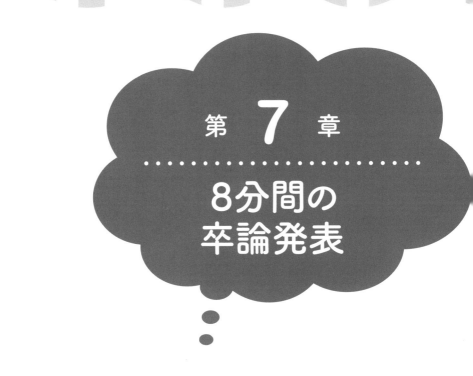

第 7 章

8分間の卒論発表

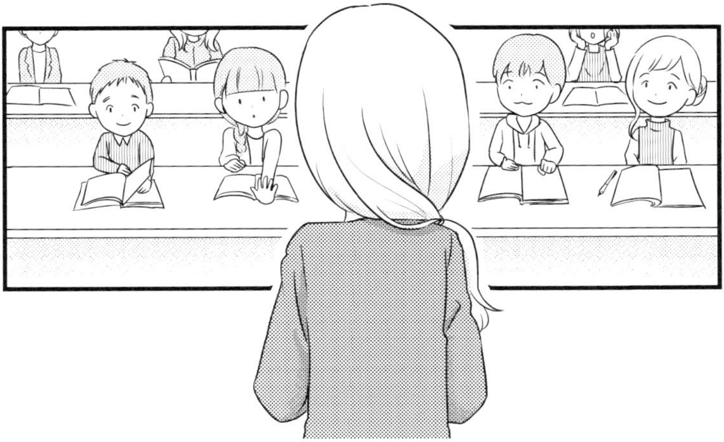

間違いなく話すこと……が大切？

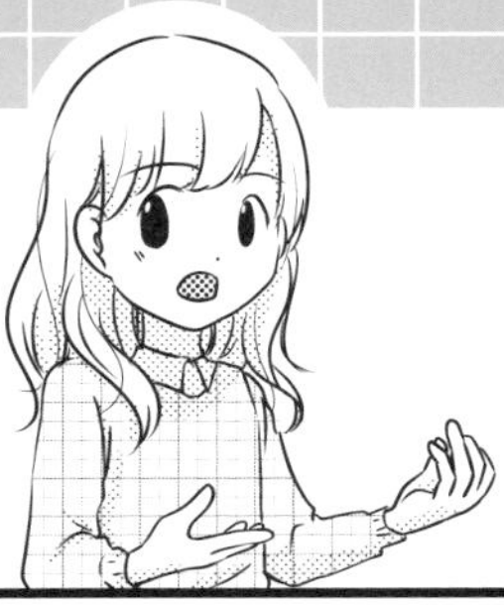

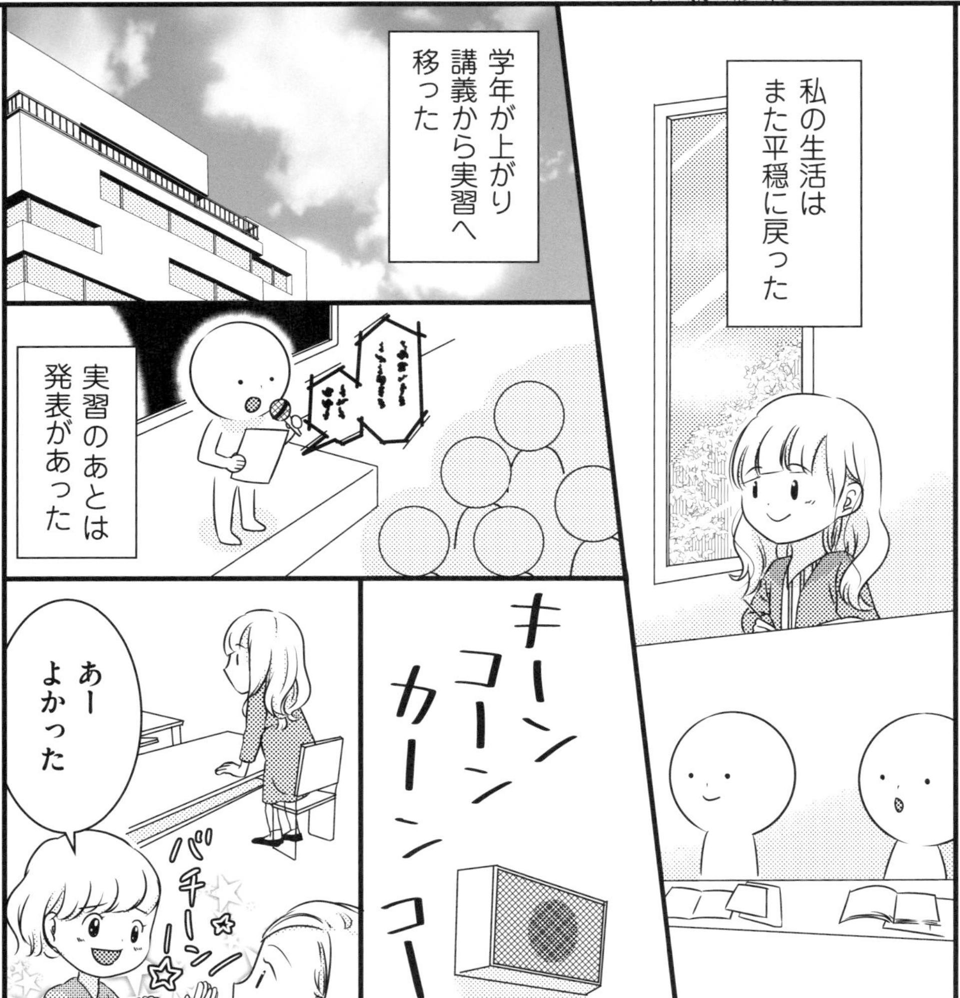

私の生活はまた平穏に戻った
学年が上がり講義から実習へ移った
実習のあとは発表があった
キーンコーンカーンコーン
あーよかった
パチーン

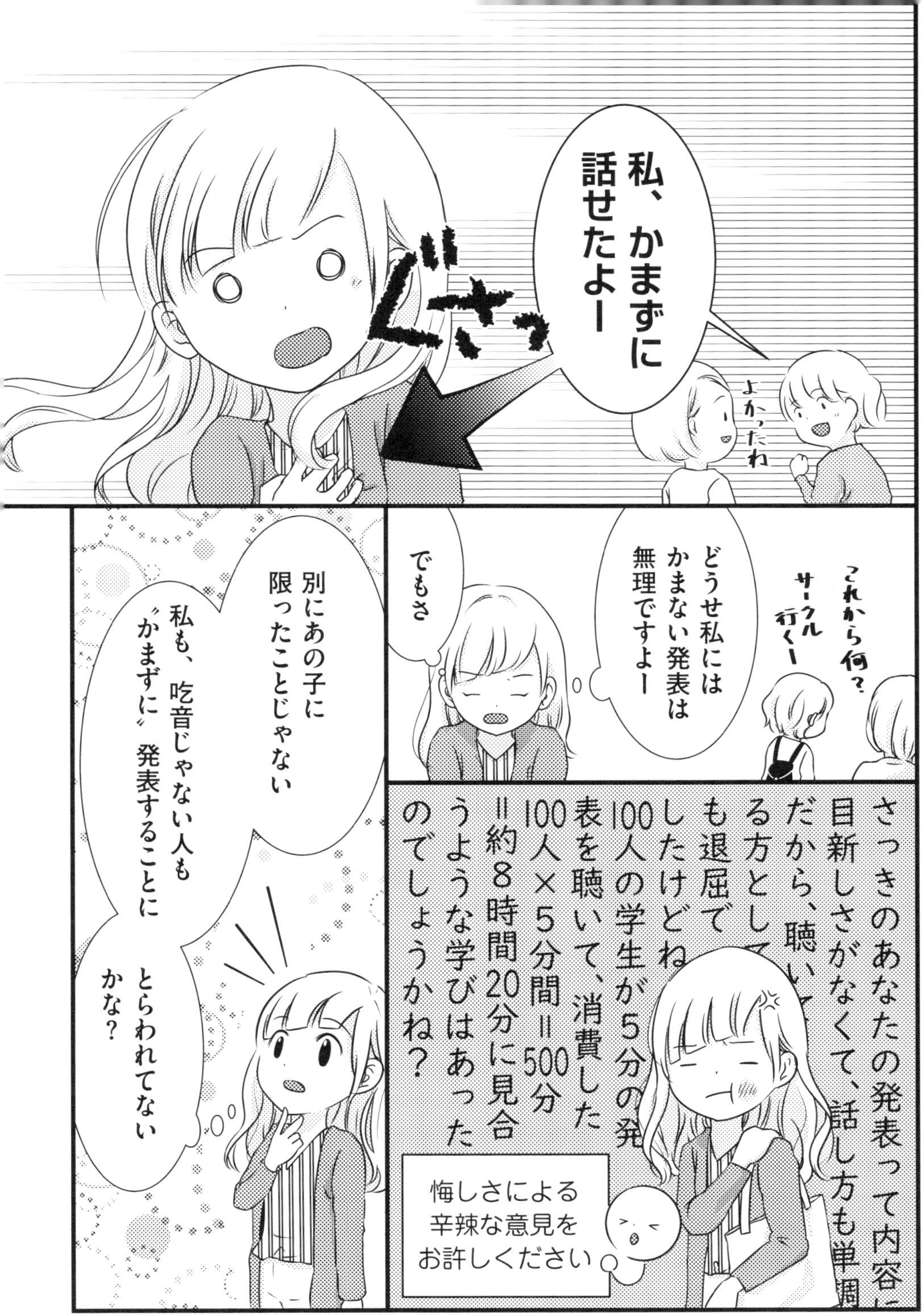
私、かまずに話せたよー
ぐさっ
よかったね
これから何？
サークル行くー
どうせ私にはかまない発表は無理ですよー
でもさ
さっきのあなたの発表って内容に目新しさがなくて、話し方も単調だから、聴い
る方とし
も退屈でしたけどね
100人の学生が5分の発表を聴いて、消費した100人×5分間＝500分＝約8時間20分に見合うような学びはあったのでしょうかね？
悔しさによる辛辣な意見をお許しください
別にあの子に限ったことじゃない
私も、吃音じゃない人も〝かまずに〟発表することにとらわれてないかな？

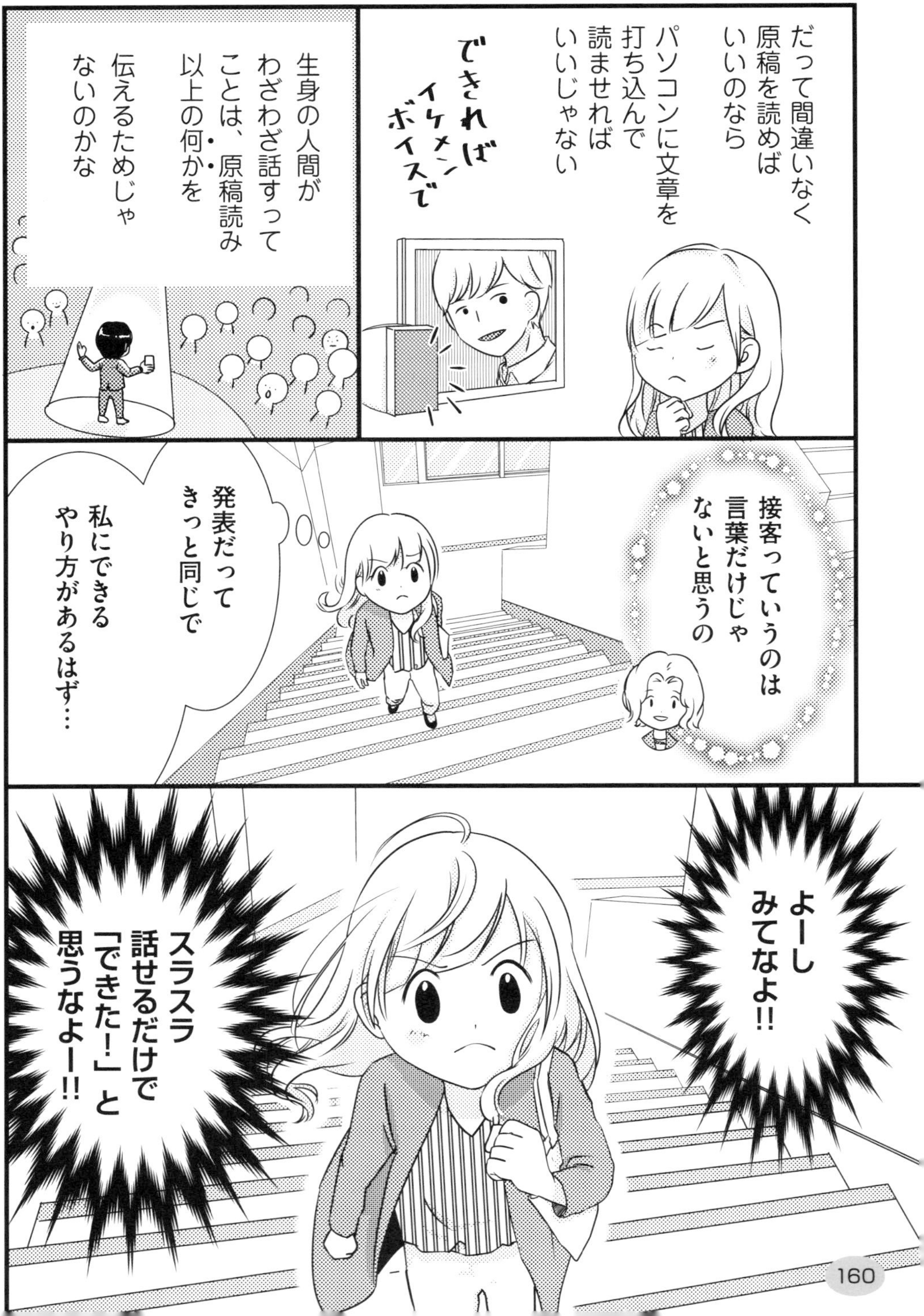

だって間違いなく
原稿を読めば
いいのなら
パソコンに文章を
打ち込んで
読ませれば
いいじゃない
できれば
イケメン
ボイスで
生身の人間が
わざわざ話すって
ことは、原稿読み
以上の何かを
伝えるためじゃ
ないのかな
接客っていうのは
言葉だけじゃ
ないと思うの
発表だって
きっと同じで
私にできる
やり方があるはず…
よーし
みてなよ!!
スラスラ
話せるだけで
「できた!」と
思うなよー!!

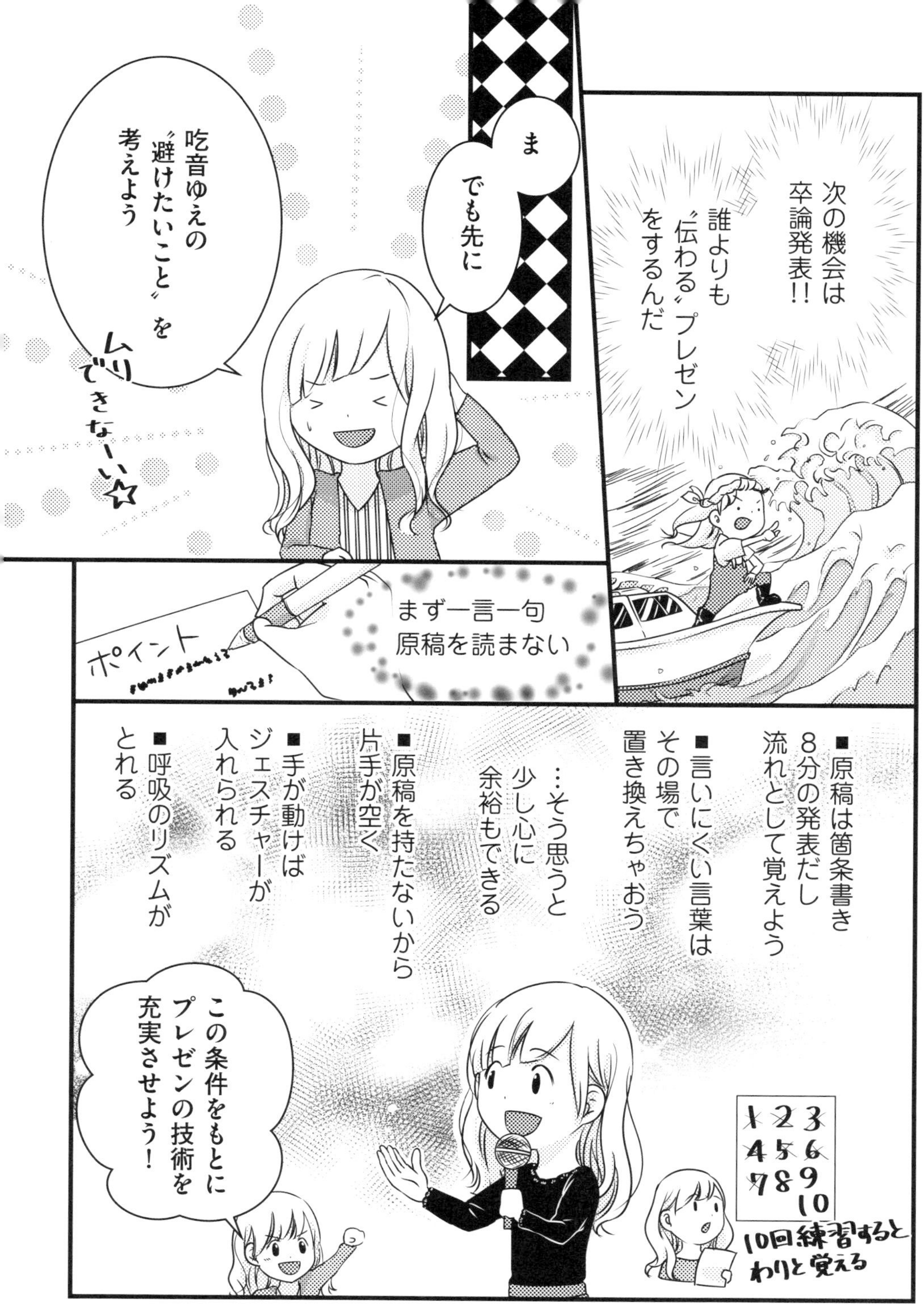
次の機会は卒論発表!!
誰よりも〝伝わる〟プレゼンをするんだ
ま でも先に
吃音ゆえの〝避けたいこと〟を考えよう
ムリできなーい☆
まず一言一句原稿を読まない
ポイント
■原稿は箇条書き8分の発表だし流れとして覚えよう
■言いにくい言葉はその場で置き換えちゃおう
…そう思うと少し心に余裕もできる
■原稿を持たないから片手が空く
■手が動けばジェスチャーが入れられる
■呼吸のリズムがとれる
この条件をもとにプレゼンの技術を充実させよう!
1 2 3 4 5 6 7 8 9 10
10回練習するとわりと覚える

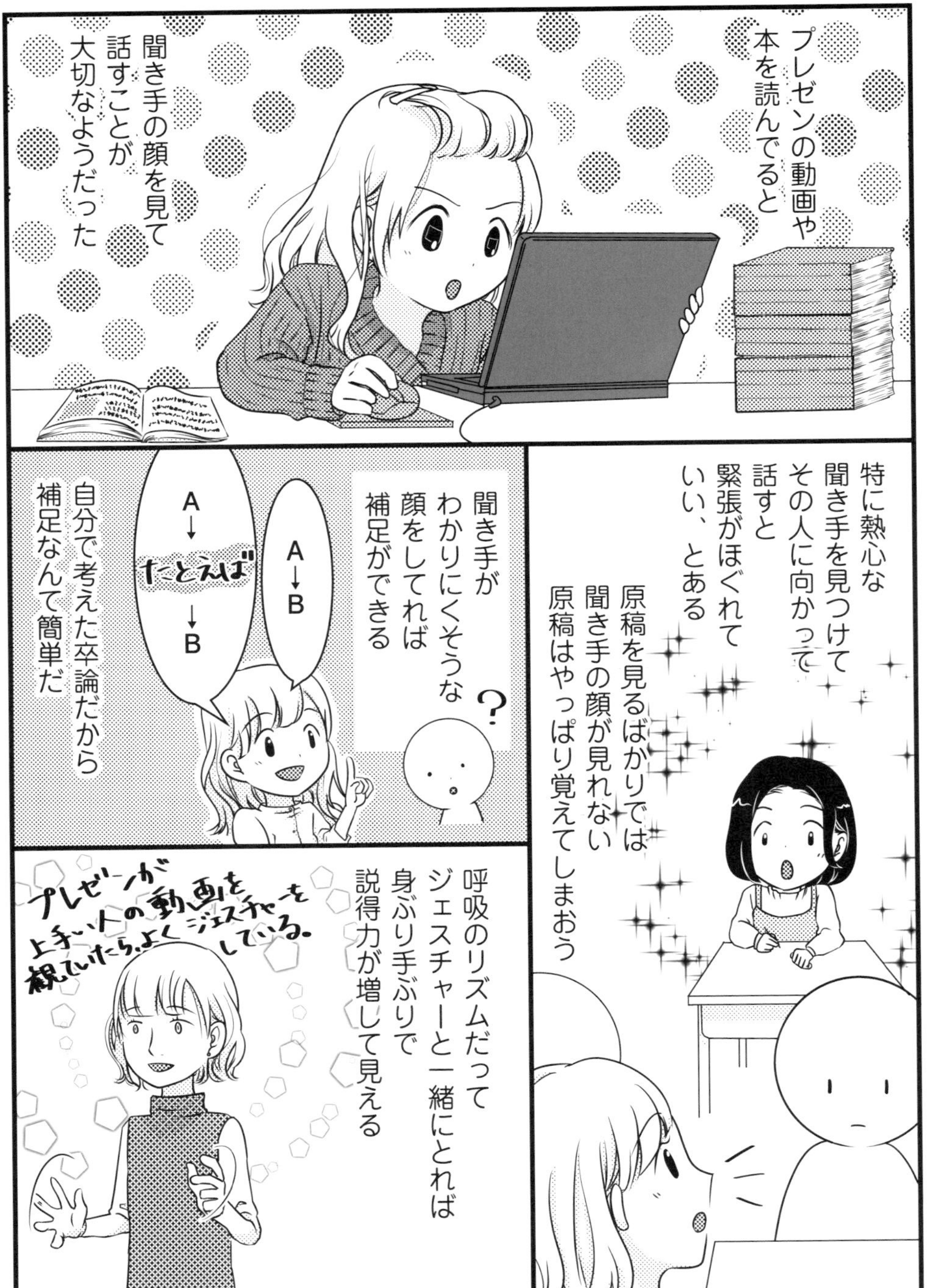
プレゼンの動画や本を読んでると
聞き手の顔を見て話すことが大切なようだった
特に熱心な聞き手を見つけてその人に向かって話すと緊張がほぐれていい、とある
原稿を見るばかりでは聞き手の顔が見れない原稿はやっぱり覚えてしまおう
聞き手がわかりにくそうな顔をしてれば補足ができる
?
A↓B
A↓たとえば↓B
自分で考えた卒論だから補足なんて簡単だ
呼吸のリズムだってジェスチャーと一緒にとれば身ぶり手ぶりで説得力が増して見える
プレゼンが上手い人の動画を観ていたらよくジェスチャーをしている。

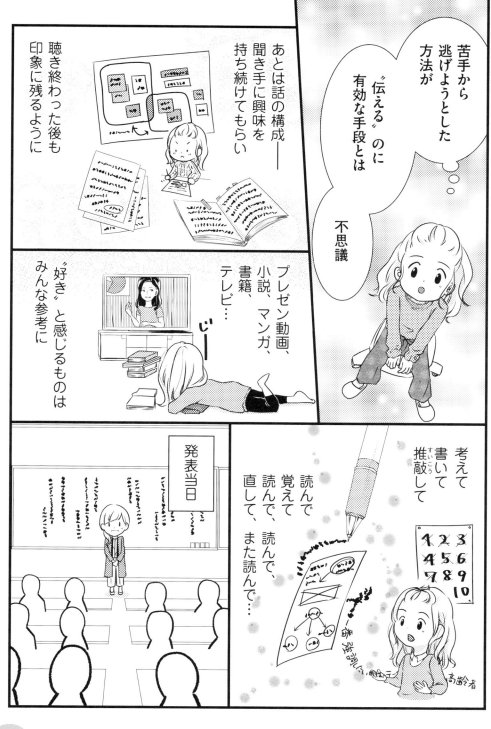

苦手から逃げようとした方法が
〝伝える〟のに有効な手段とは
不思議
あとは話の構成――
聞き手に興味を持ち続けてもらい
聴き終わった後も印象に残るように
プレゼン動画、小説、マンガ、書籍、テレビ…
じー
〝好き〟と感じるものはみんな参考に
考えて書いて推敲《すいこう》して
読んで覚えて読んで、読んで、直して、また読んで…
1 2 3 4 5 6 7 8 9 10
高齢者
発表当日

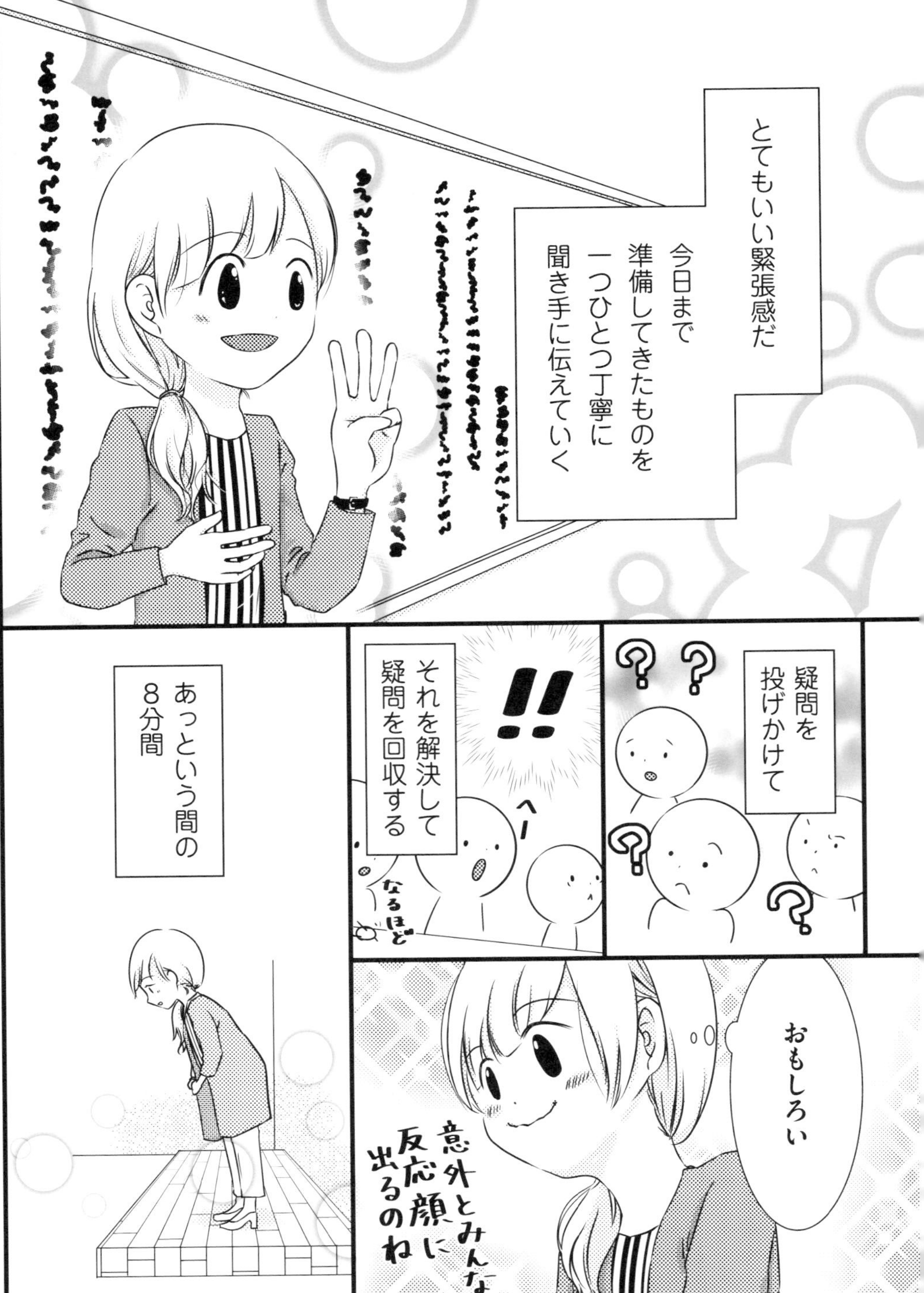
とてもいい緊張感だ
今日まで準備してきたものを一つひとつ丁寧に聞き手に伝えていく
疑問を投げかけて
!!
それを解決して疑問を回収する
へー
なるほど
おもしろい
意外とみんな反応顔に出るのね
あっという間の8分間

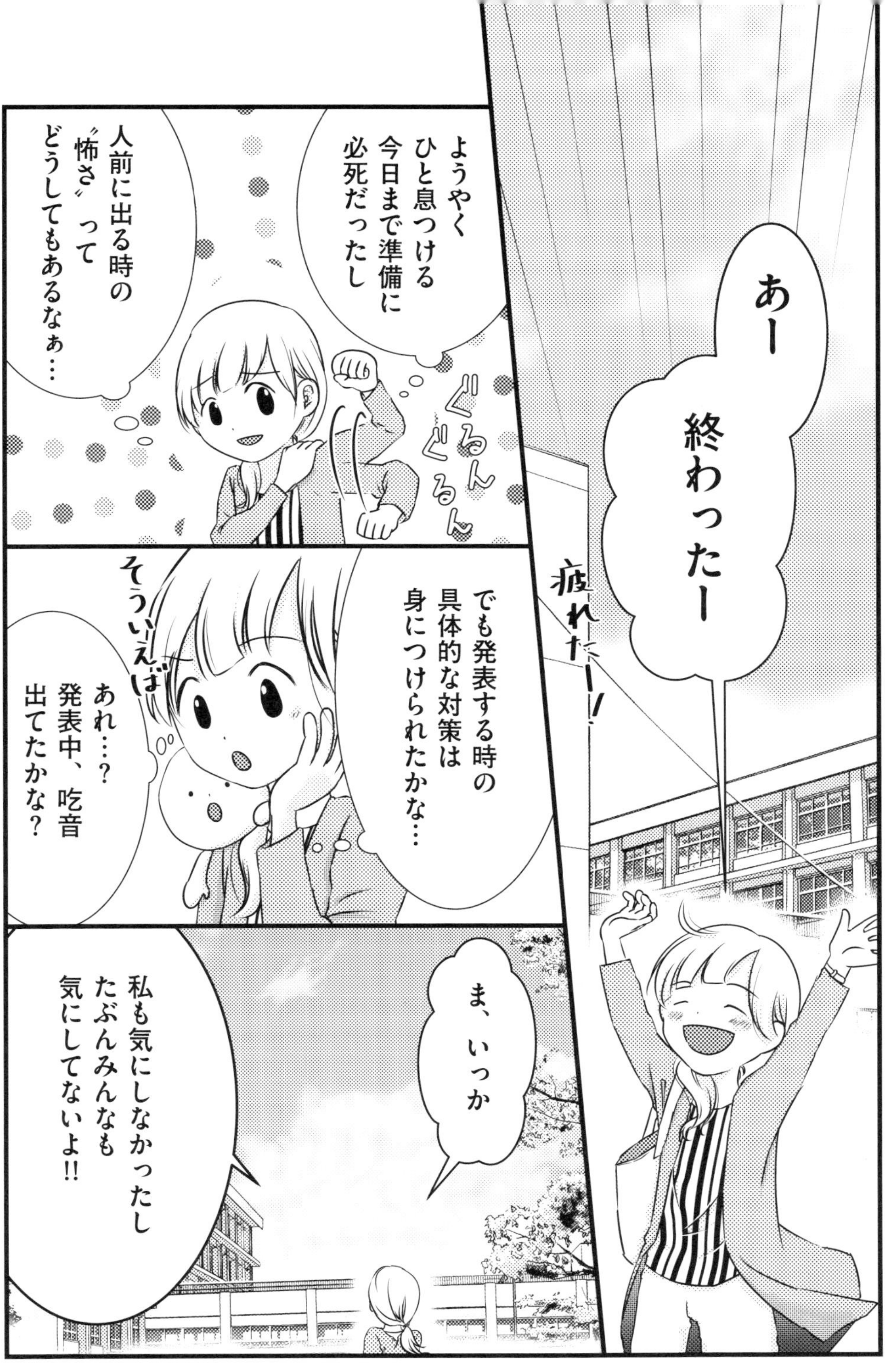
あー
終わったー
疲れたーー!
ようやく
ひと息つける
今日まで準備に
必死だったし
人前に出る時の
〝怖さ〟って
どうしてもあるなぁ…
ぐるんぐるん
でも発表する時の
具体的な対策は
身につけられたかな…
そういえば
あれ…?
発表中、吃音
出てたかな?
ま、いっか
私も気にしなかったし
たぶんみんなも
気にしてないよ!!

解説 ④

まわりの人ができること②

医学博士　菊池良和

言葉をくり返し、会話を続けて

吃音のある人の話を聞くときは、どうやって聞いたらいいのでしょうか。吃音のある人が話すのに時間がかかっても待ってあげて、会話を続けることがよい対応だと思います。「話し方が苦しそう」と感じ、話している途中で言葉を先取りする聞き手がいますが、あまりよくない対応だと思っています。その理由はつぎの2つです。

①先取りした言葉が必ずしも正しくないことがあります。吃音を持つ私の経験でも、先取りされる言葉の半数以上が、違う言葉でした。

②話しを先取りされると、「この人の前では、早く言わないと言葉の先取りをされてしまう」と、急かされている気持ちになります。

吃音が出ている話し方であってもよいのです。聞き手はよい意味で気にしないことが大切です。「ゆっくり話して」「落ち着いて話しなさい」という言葉かけも不要です。「ここまで伝わっているよ」という確認で、「こういうことね」と言葉をくり返して、会話を続けてもらえると安心して話が続けられます。

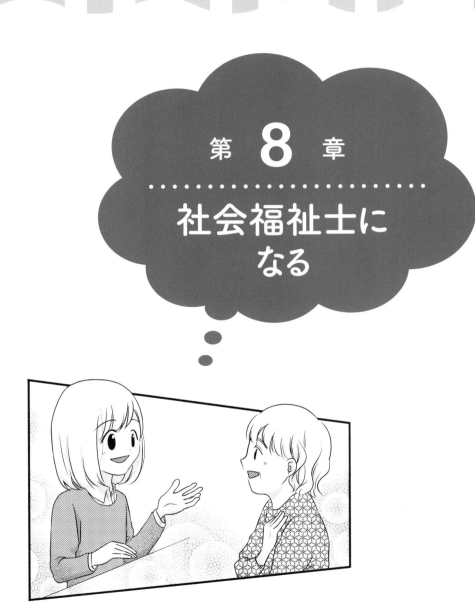

第 8 章

社会福祉士になる

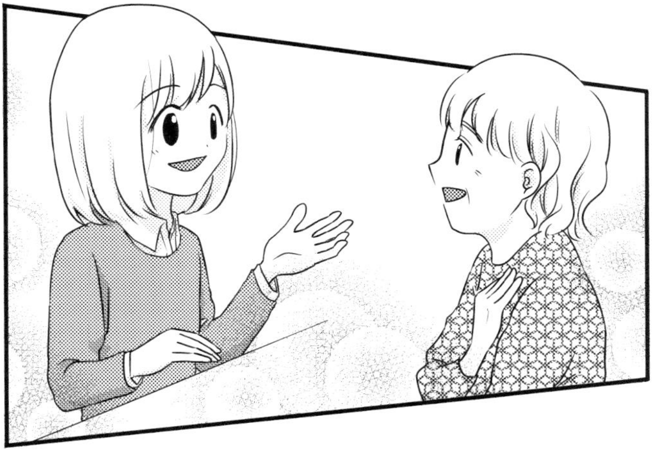

社会福祉士の私

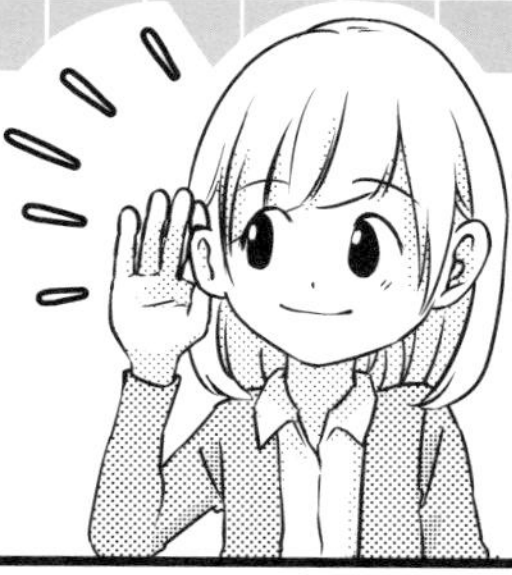

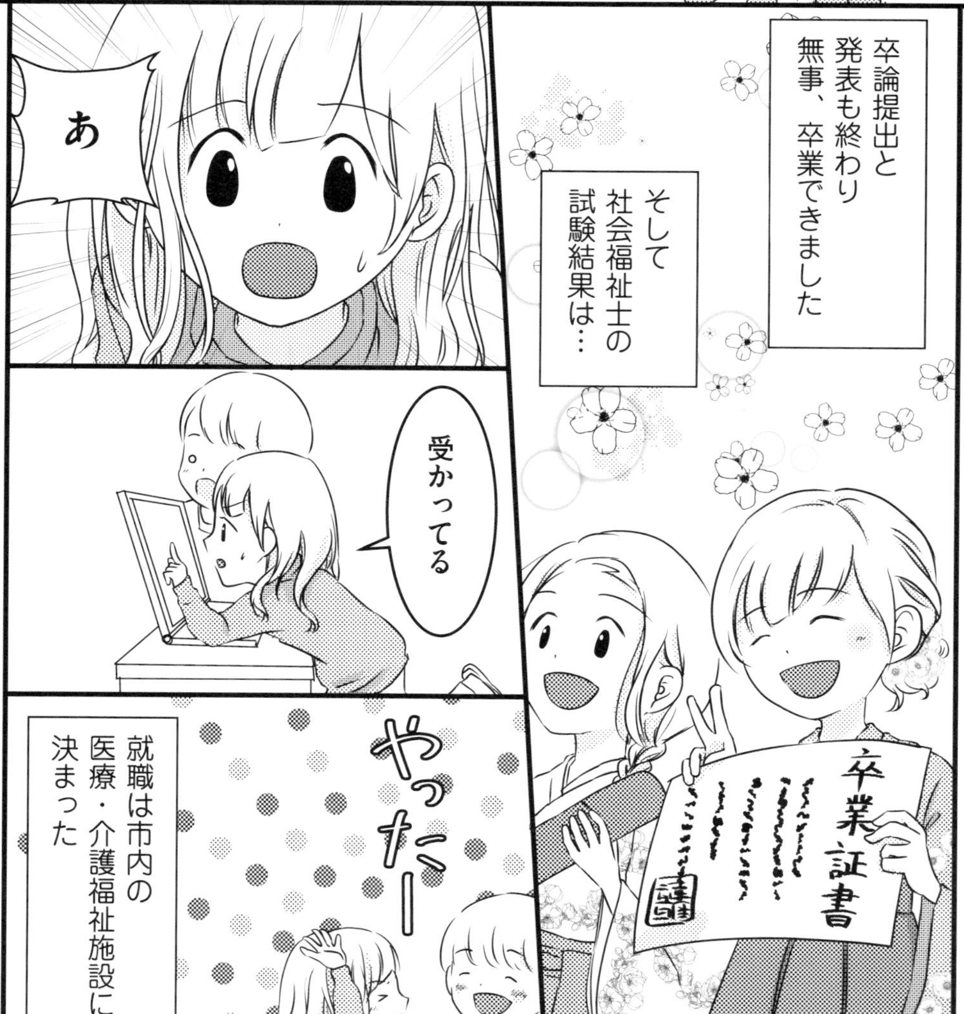

卒論提出と発表も終わり無事、卒業できました
そして社会福祉士の試験結果は…
卒業証書
あ
受かってる
やったー
就職は市内の医療・介護福祉施設に決まった

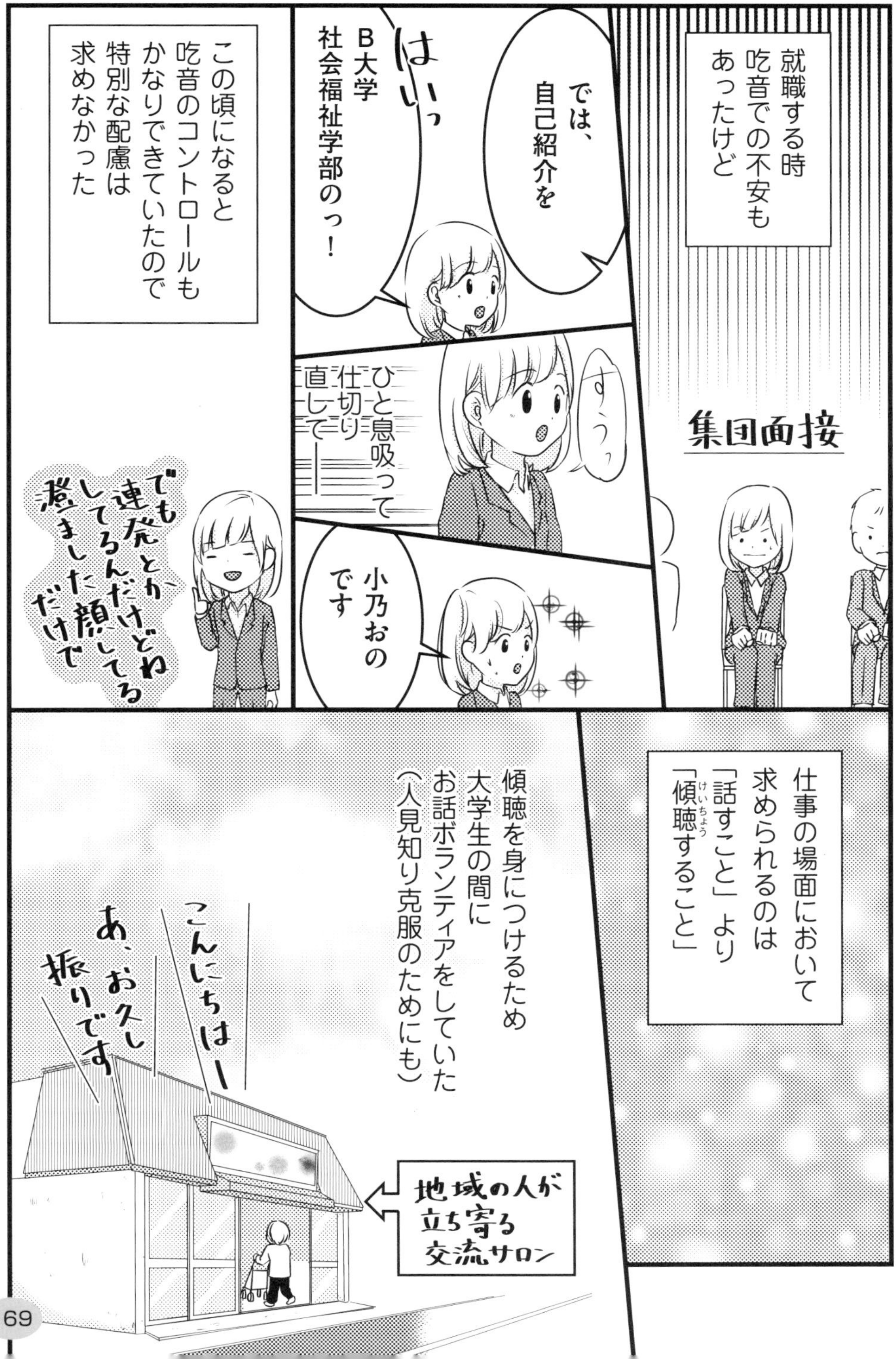

就職する時
吃音での不安も
あったけど
集団面接
では、
自己紹介を
はいっ
B大学
社会福祉学部のっ！
すうっ
ひと息吸って
仕切り
直して
小乃おの
です
この頃になると
吃音のコントロールも
かなりできていたので
特別な配慮は
求めなかった
でも
連発とか
してるんだけどね
澄ました顔してる
だけで
仕事の場面において
求められるのは
「話すこと」より
「傾聴《けいちょう》すること」
傾聴を身につけるため
大学生の間に
お話ボランティアをしていた
（人見知り克服のためにも）
こんにちはー
あ、お久し
振りです
地域の人が
立ち寄る
交流サロン

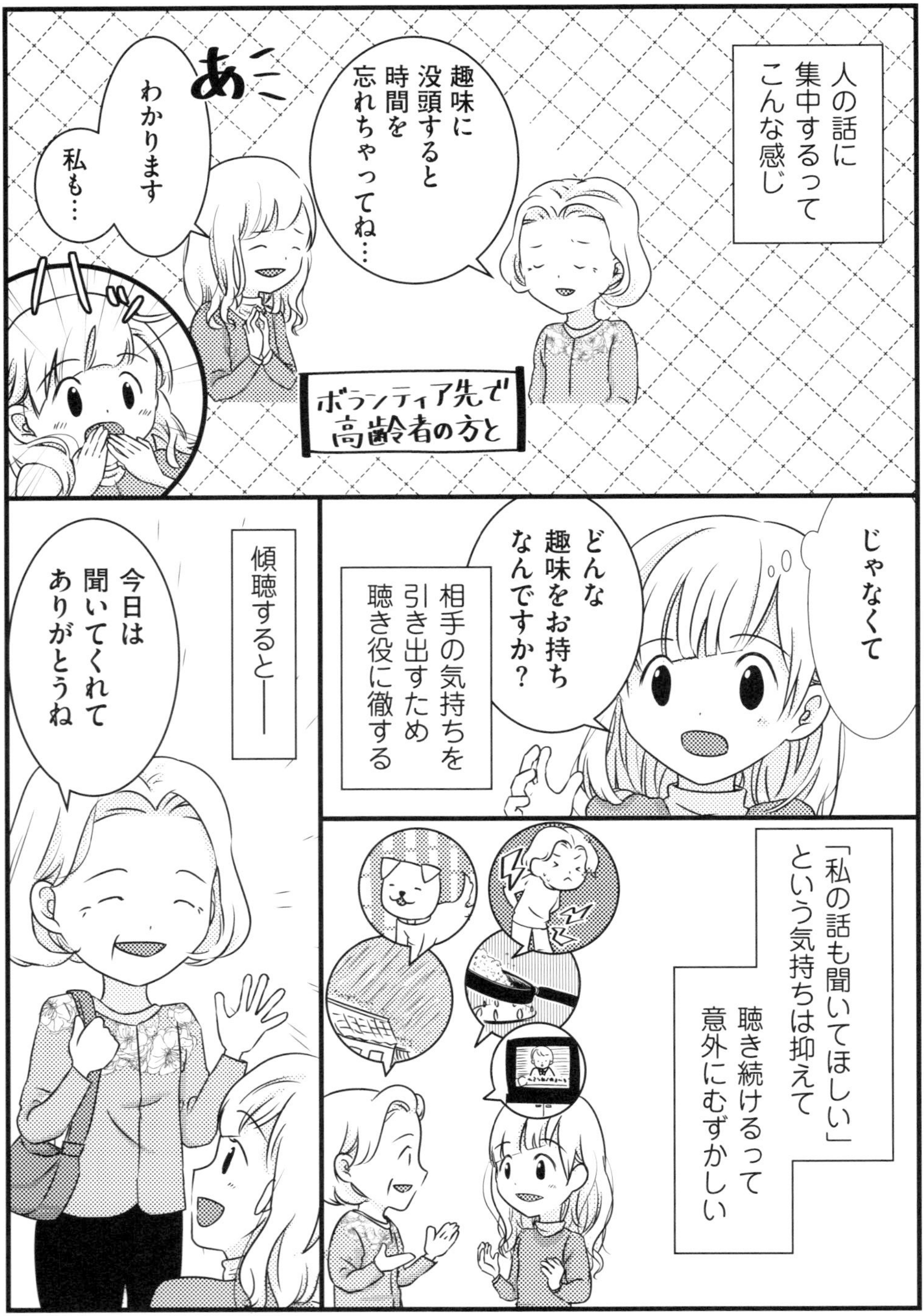

人の話に集中するってこんな感じ
趣味に没頭すると時間を忘れちゃってね…
あ
わかります私も…
ボランティア先で高齢者の方と
じゃなくて
どんな趣味をお持ちなんですか?
相手の気持ちを引き出すため聴き役に徹する
「私の話も聞いてほしい」という気持ちは抑えて
聴き続けるって意外にむずかしい
傾聴すると——
今日は聞いてくれてありがとうね

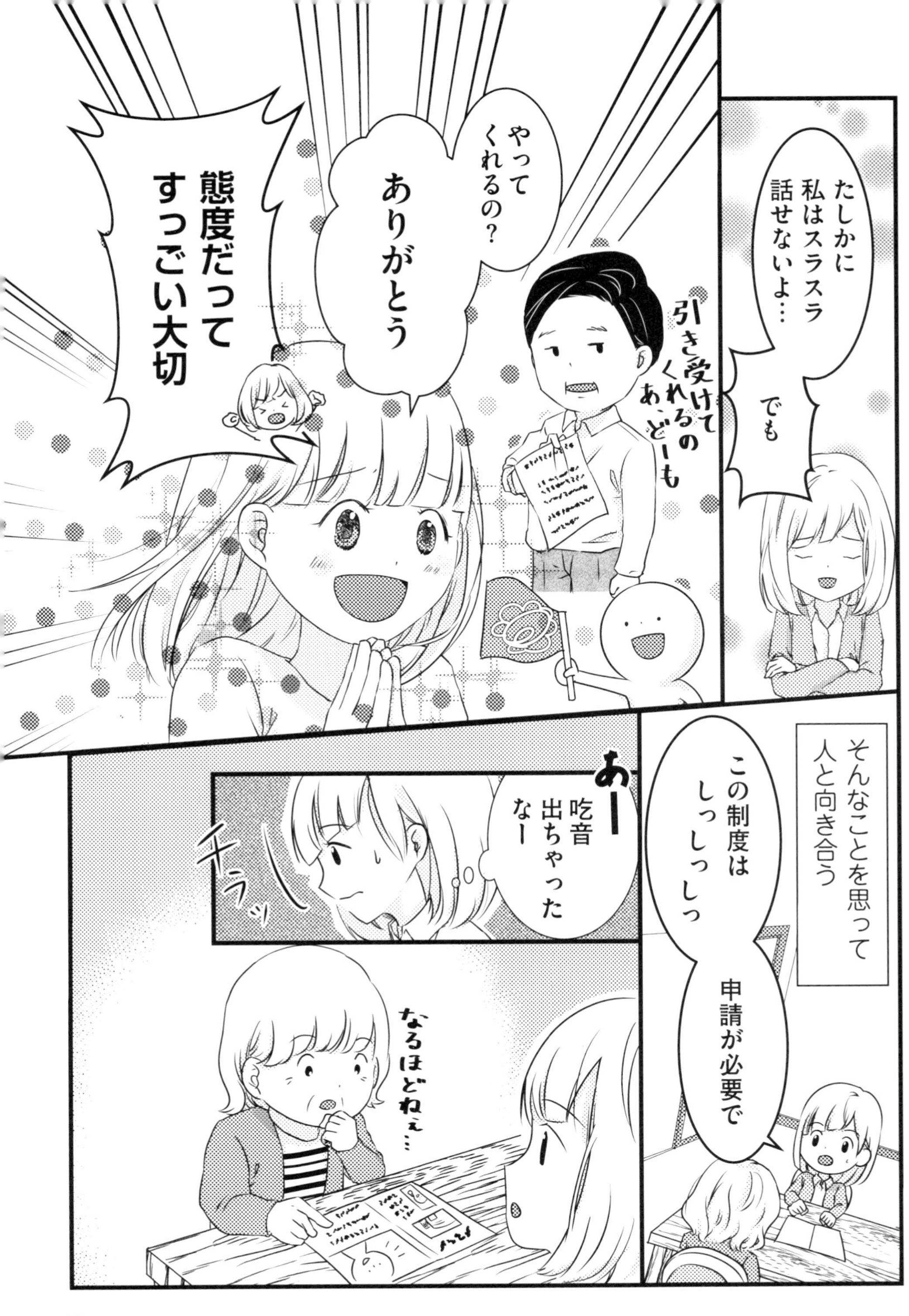

たしかに私はスラスラ話せないよ…
でも
引き受けてくれるの
あ、どーも
やってくれるの？
ありがとう
態度だってすっごい大切
そんなことを思って人と向き合う
この制度は しっ しっ しっ
申請が必要で
あー
吃音出ちゃったなー
チラッ
なるほどねぇ…

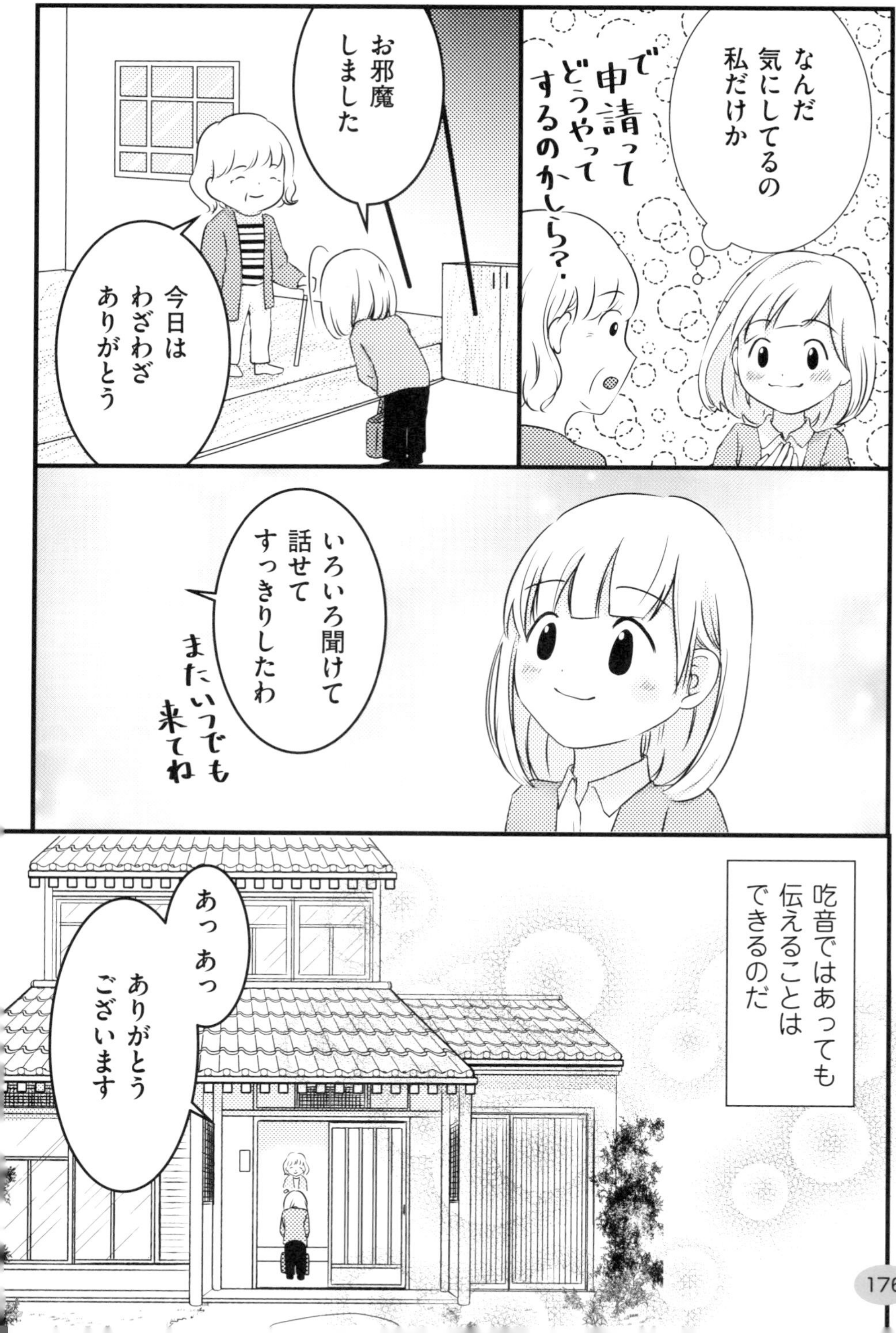

なんだ 気にしてるの 私だけか
で 申請って どうやって するのかしら？
お邪魔 しました
今日は わざわざ ありがとう
いろいろ聞けて 話せて すっきりしたわ
またいつでも 来てね
吃音ではあっても 伝えることは できるのだ
あっ あっ
ありがとう ございます

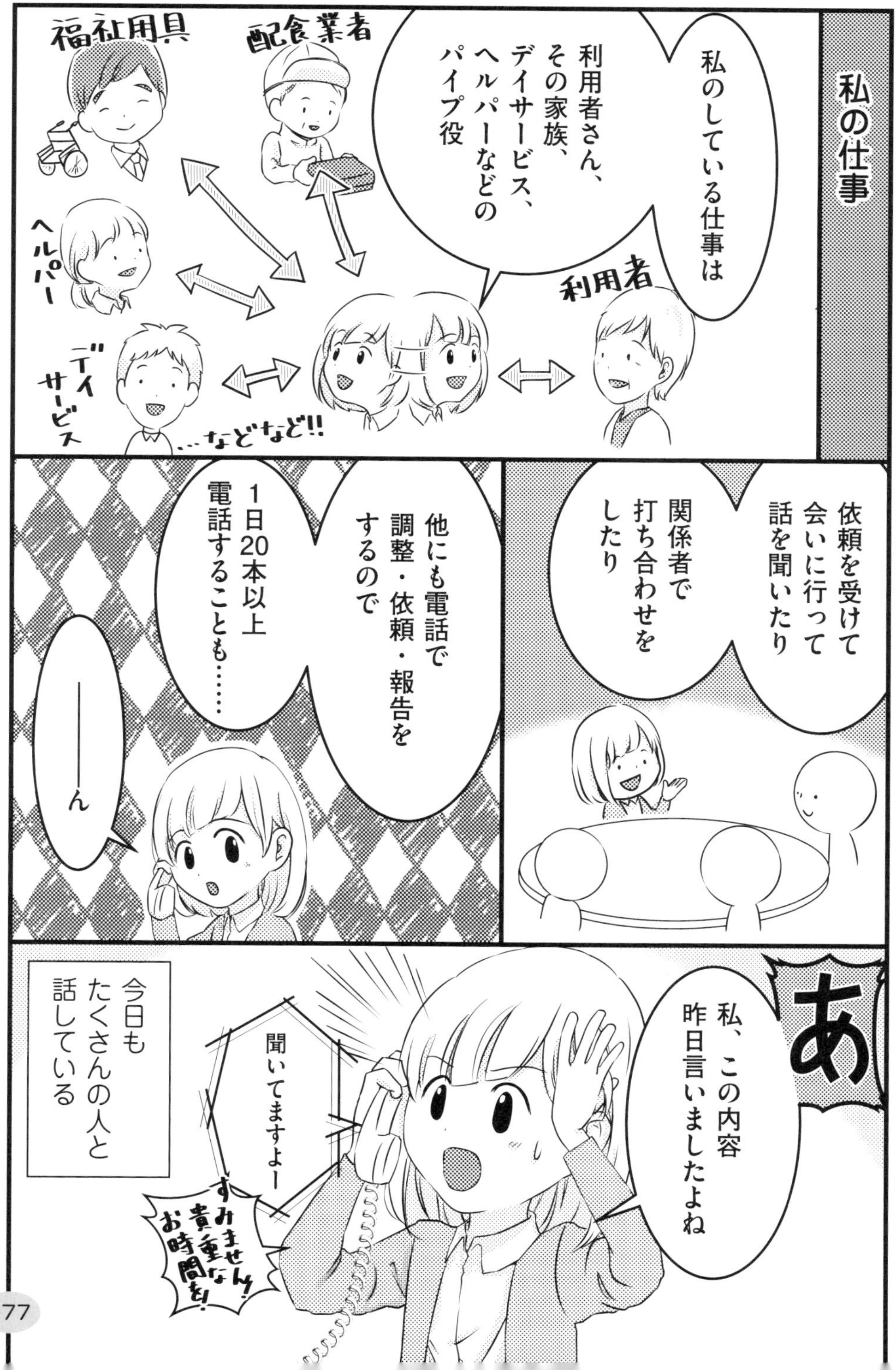
私の仕事
私のしている仕事は
利用者さん、その家族、デイサービス、ヘルパーなどのパイプ役
利用者
配食業者
福祉用具
ヘルパー
デイサービス
…などなど!!
依頼を受けて会いに行って話を聞いたり
関係者で打ち合わせをしたり
他にも電話で調整・依頼・報告をするので
1日20本以上電話することも……
――――ん
あ
私、この内容昨日言いましたよね
聞いてますよー
すみません! 貴重なお時間を!
今日もたくさんの人と話している

吃音で苦しんでいる人へ

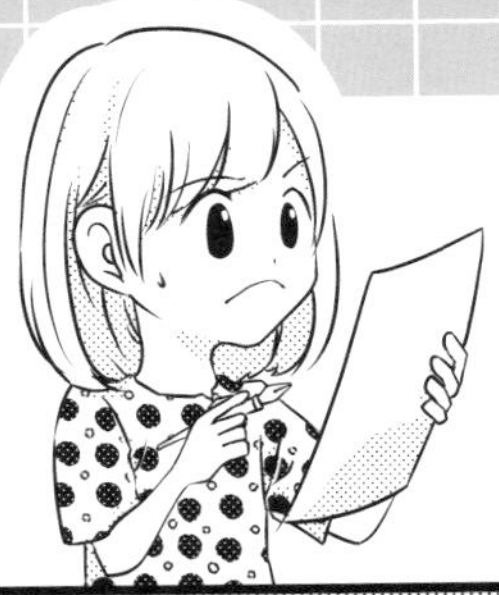

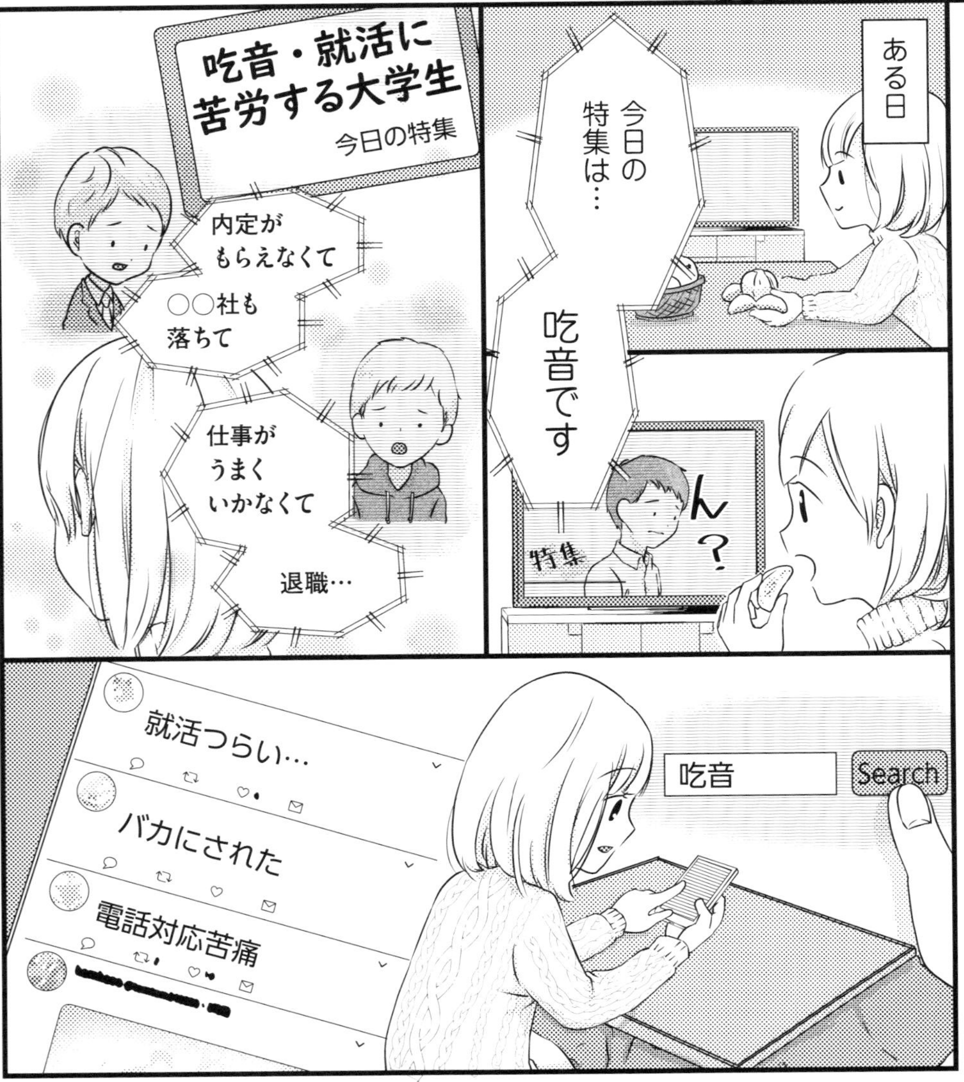

ある日
今日の特集は…
吃音です
特集
ん？
吃音・就活に苦労する大学生
今日の特集
内定がもらえなくて
○○社も落ちて
仕事がうまくいかなくて
退職…
吃音
Search
就活つらい…
バカにされた
電話対応苦痛

この本の読者のみなさんに

医学博士　菊池良和

本書を最後まで読んでいただき、ありがとうございました。本書は、著者の小乃おのさんが幼少時から社会福祉士となって働くようになるまでの成長過程を記録しています。３歳半で吃音を発症し、お母さんが幼稚園に相談すると、「吃音は、親の育て方が原因」と言われ、お母さんは深く傷ついたといいます。ただ、幼稚園時代の小乃さんは、吃音で嫌だったことは記憶にないとのこと。小学４年生になり、友達との会話で「ありがとう」の言葉が言えませんでした。「ありがとう」の言葉が言えないときに、一瞬の間で、一番に言いやすい言葉に言い換えるほど、頭の中がフル回転しています。また、健康観察では、「はい、元気です」の言葉がすらっと言えるように、頭の中で何度もリハーサルをしてドキドキしながら順番を待ちます。やっとのことで言えたとき、「クラスで私だけ！」と吃音で悩んでいることを誰にもわかってもらえない孤独感を感じていました。

さらに、国語の音読では、先頭から後ろへ１段落分ずつ読み、途中で間違えたら、次の人に代わる方法を先生が行うのです。授業中に吃音が出ると笑われたり、注意されることが怖くなってきた学年です。小乃さんは音読の時に、わざと言葉を抜かして間違えることをします。苦手な言葉を避けるために、わざと能力を過小評価されるようにふるまいます。

吃音に悩んでいることを相談すると、小学5、6年生の間、週に1回小学校併設の通級指導教室に通うことになります。すべての学校にあるわけではないですが、吃音のある児童と、専任の先生がマンツーマンで1、2時間一緒に過ごすのです。さらに担任の先生から、クラスのみんなに吃音のことを説明してもらうと、吃音のからかいや指摘がなくなったのです。また、お母さんから毎年担任の先生に吃音があることを伝えていたことも、望ましい対応でした。吃音の親子の集いに参加して、母親は十分実りのある情報を得ました。

吃音という「感覚」を伝えるために、ポンプさんが登場し、テンポよく空気を入れていく。新しい仮説ですが、吃音のある人の体の中で生じていることを伝えるのには、わかりやすい方法だと思います。

中・高校生の時代は、吃音のからかいに対する記憶はありません。ただ、授業中でも言いにくい言葉があると、「わかりません」という魔法の言葉を使い、話すことの役目を逃れるために、書記に立候補しました。

このように、話す場面を逃げてきた小乃さんですが、新入生へ部活の紹介をしないといけなくなりました。部活を紹介する文章を念入りに準備し、当日も発表を無事にこなせたことが、自信になったと思います。社会福祉士の資格が取れる大学に進学し、友達もでき、学生生活が好調なため、接客のホールのバイトを始めました。しかし、慣れないバイトにより、吃音が悪化し、「ありがとうございます」「いらっしゃいませ」など母音が言いにくくなりました。それとともに、バイトの人に吃音をからかわれ意気消沈してしまいました。

そんなピンチの時に、大学の講義で吃音の話題が出て、大学の先生の研究室でじっくりと話を聞いてもらえたことが転機となりました。1人で抱え込んでいた吃音の悩みを吐き出すことができ、先生から「あなたが悪いんじゃない」と言ってもらえたことによって、自分に少し自信を持ってもいいと思えたのです。それから、接客の怖さも減りました。大学生活最後の「8分間の卒業発表」は、練習を重ね、無事乗り越えました。

社会福祉士になり、ただ話すことだけではなく、伝え方、態度を大切にコミュニケーションするよう心がけました。そうすると相手は、小乃さんに吃音が出ても気にせず、会話を続けられることに気づきました。

小学生時代、アルバイト時代に吃音を指摘されたことがあったかもしれませんが、社会人の一員として働く際には、吃音の有無は関係なく、与えられた専門知識を提供できることが必要となります。最後に、吃音の問題は自分一人だけの問題ではなく、オセロのように吃音を理解してくれる人が増えることを願って、ひとまず筆をおいています。

多くの吃音のある人が同じような体験をされているのではないでしょうか。そういう私も吃音のある医師です。国語で、一番端の人から順番に句点交代音読（「。」が来たところで次の人に交代）を行うことがありました。小学5年生の時でしたが、自分の番が来るまで恐怖感が増し、「なんで、先生はぼくが一番嫌な音読をさせるのか」という気持ちのイライラが最高潮となり、自分の番になると、「読みません」と言って教室から飛び出したこともありました。

吃音のある本人に足りなかったのは、吃音の悩みを保護者、先生、友達とオープンに話せる関係づくりでした。その機会があればどんなによかったことでしょう。
私の子どもの時代、「本人には吃音は意識させない方がいい」という〝常識〟を大人たちが信じていました。保護者と先生は、吃音を意識させまいと、タブーにしていたのです。それは、大人は楽な対処法だと思います。吃音のある子がなにか言ってきても、意識させないように知らんぷり。友達も吃音が出ても知らんぷりしておけばよいのですが、現実は、友達から吃音をからかわれ、いじめを受け、その悩みを1人で抱え込んで生きざるを得なかったのです。
保護者・先生が支援したいタイミングと、本人が助けを求めたいタイミングは往々にして異なるのです。保護者・先生は少なくとも子どもが小学校に入学した時期には、話し方について他人から言われて困っていないか確認してください。保護者・先生が「困っていたら、いつでも相談にのるよ」と声かけしてください。困った時に相談できる回路があるとわかれば、それだけで安心し、助かる子どもがいます。
本書を吃音のある子の本棚に入れておくこともおすすめします。何気なくパラパラと読んだ時に、「私と同じだ」という気づきが得られる可能性があります。また、病院・クリニックの待合室、ことばの教室（通級指導教室）などに置いていただきたいと思います。本書が多くの必要とする方に届くことを期待します。
最後に本書の出版を思い立ち、自分の体験談をさらけ出し、マンガを描き上げた著者の小乃おのさんに感謝の意を伝えます。そして、本書を世に出すために編集・出版をしていただきました合同出版の上村ふきさん、坂上美樹さんに感謝申し上げます。

【著者】

小乃おの（おの・おの）

1987年、山口県生まれ。吃音当事者で、社会福祉士。
社会福祉学部社会福祉学科卒業後、介護保険施設の相談員、病院での医療ソーシャルワーカーを経て、現在はケアマネジャーとして働いている。

【解説者】

菊池良和（きくち・よしかず）

1978年、山口県生まれ。医学博士。医師。専門は吃音症。
鹿児島ラ・サール高校卒業。九州大学医学部卒業。九州大学大学院医学研究院臨床神経生理学教室で博士号を取得。現在は、九州大学病院耳鼻咽喉・頭頸部外科助教として、日本でも数少ない吃音外来をおこなっている。全国各地の講演会に招待され､吃音の啓発に努めている。医師の立場で吃音の臨床、教育、研究を精力的におこなっている第一人者である。
著書に『ボクは吃音ドクターです』（毎日新聞社)、『エビデンスに基づいた吃音支援入門』『子どもの吃音　ママ応援 BOOK』『吃音の合理的配慮』（いずれも学苑社)、『吃音の世界』（光文社新書）など吃音に関する多数。
連絡先：kiku618@gmail.com

組版　Shima.
装幀　カナイデザイン室

きつおんガール
うまく話せないけど、仕事してます。

2020年9月5日　第1刷発行

著　　者　小乃おの
解 説 者　菊池良和
発 行 者　坂上美樹
発 行 所　合同出版株式会社
東京都千代田区神田神保町 1-44
郵便番号　101-0051
電話　03（3294）3506
振替　00180-9-65422
ホームページ　http://www.godo-shuppan.co.jp/

印刷・製本　恵友印刷株式会社

■刊行図書リストを無料進呈いたします。
■落丁乱丁の際はお取り換えいたします。

ISBN978-4-7726-1425-2　NDC378　148 × 210